认识人参
科学使用人参

主　编◎张伯礼　赵晓君

中国出版集团
世界图书出版公司

图书在版编目（CIP）数据

认识人参　科学使用人参 / 张伯礼，赵晓君主编
. -- 北京：世界图书出版公司，2023.1
　　ISBN 978-7-5232-0018-6

　　Ⅰ . ①认… Ⅱ . ①张… ②赵… Ⅲ . ①人参—基本知
识 Ⅳ . ① R282.71

中国版本图书馆 CIP 数据核字（2022）第 247096 号

书　　　　名	认识人参　科学使用人参
（汉语拼音）	RENSHI RENSHEN　KEXUE SHIYONG RENSHEN
主　　　编	张伯礼　赵晓君
总　策　划	吴迪
责　任　编　辑	韩捷　王林萍
装　帧　设　计	包莹　吴小平
出　版　发　行	世界图书出版公司长春有限公司
地　　　址	吉林省长春市春城大街 789 号
邮　　　编	130062
电　　　话	0431-80787855（发行）　　0431-80787852（编辑）
网　　　址	http：//www.wpcdb.com.cn
邮　　　箱	DBSJ@163.com
经　　　销	各地新华书店
印　　　刷	长春市赛德印业有限公司
开　　　本	787 mm×1092 mm　1/16
印　　　张	11.75
字　　　数	159 千字
版　　　次	2023 年 1 月第 1 版　　2025 年 4 月第 2 次印刷
国　际　书　号	ISBN 978-7-5232-0018-6
定　　　价	68.00 元

编委会

前　言

习近平总书记指出："中医药学是中华文明的瑰宝。要深入发掘中医药宝库中的精华，推进产学研一体化，推进中医药产业化、现代化，让中医药走向世界。"[1] 人参是我国宝贵的中医药资源，素有"百草之王"之称。吉林是我国重要的人参生产基地，长白山人参享誉中外。近年来，吉林省委、省政府深入贯彻落实习近平总书记重要讲话重要指示精神，将人参产业作为实施乡村振兴战略的现实需要，作为东北全面振兴的有力支撑，推动以人参为代表的中医药传承创新高质量发展。

按照省委统一安排，为加强人参种质资源保护，做大做强人参产业，2022 年全国"两会"期间，住吉全国政协委员、吉林省政协党组书记、主席江泽林等联名向全国政协十三届五次会议提交了《关于做好人参资源保护与开发的提案》。

该提案得到全国政协的高度重视，被列为重点提案。全国政协副主席郑建邦主持召开"做好人参资源保护与开发"重点提案办理协商会议，高位推动吉林人参产业发展；国家林业和草原局、农业农村部、国家卫生健康委员会、国家市场监督管理总局、国家药品监督管理局、国家中医药管理局联合出台了

---

[1]　习近平在 2018 年 10 月 22 日考察广东珠海横琴新区粤澳合作中医药科技产业园时指出。

《关于支持吉林人参产业高质量发展的意见》，为有力促进吉林人参产业高质量发展开创了新机，增添了动力。

人参产业发展的根本动力来自民众的需要，最终目的是造福人民。为了帮助广大群众正确地认识人参和科学使用人参，我们编写了这本小册子。该书以通俗易懂的图文形式，从人参的历史与文化、鉴别与功效、使用与贮藏等方面，普及人参知识，传播中医药文化，让中医药在推进健康中国建设中发挥更大的作用。

本书由中国工程院院士、天津中医药大学名誉校长、中国中医科学院名誉院长，荣获"人民英雄"国家荣誉称号的张伯礼院士领衔主编。希望此书的出版能够为弘扬人参文化、传播人参知识、助力人参产业发展、提升人民健康素养贡献一份力量。

本书得到了有关专家学者、吉林省科技厅、世界图书出版公司长春有限公司、吉林省政协机关领导和干部的大力支持，在此表示衷心感谢！尽管我们为撰写本书竭诚努力，但难免会有疏误和不足之处，敬请专家和读者予以指正。

编委会

2023 年 1 月

序

人参，"百草之王"，自古以来一直被认为是上乘补品，也是药中之王，能够以一味中药立方的唯有"独参汤"，其更是具有回阳救逆，让脱证患者转危为安的功效。

中国人使用人参有几千年历史。《神农本草经》记载："人参味甘，微寒，主补五脏，安精神，定魂魄，止惊悸，除邪气，明目，开心益智，久服轻身延年"，列为上品。李时珍说它根如人形，有神，谓之神草，治男妇一切虚证。《中国药典》记载，人参具有"大补元气，复脉固脱，补脾益肺，生津养血，安神益智"的功效。中国人参是国际认可度最高的传统草药，美国、欧洲、日本药典均有收载，也是世界上应用范围最广、应用人口最多的中药材和保健食材。在抗击新冠肺炎疫情中，以人参为代表的中医药早期介入，全程参与，有效降低了发病率、转重率、病亡率。清代《松峰说疫》记载："疫病所用补药，总以人参为最，以其能大补元气。加入解表药中而汗易出，加入攻里药中而阳不亡，而芪、术不能也。年高虚怯而患疫者，有赖于人参为孔亟矣。"人参抗击瘟疫功不可没。凝聚着深厚文化底蕴的人参，不仅仅是中华医药宝库中的一颗灿烂夺目的明珠，从某种意义上来说，更是开启中华历史和中华文明的一把钥匙。保护好、传承好、利用好、发展好人参这一宝贵而独特的中药资源，宣传、普及人参知识与文化是我们中医药工作者的光荣任务。

科技创新与科学普及是实现创新发展的两翼。没有全民对人参科学认识的普遍提高，就难以搭建起支撑人参产业腾飞的坚实地基，难以构筑起中国人参国际化的快速通道。老百姓虽然对人参耳熟能详，但大多数人对于人参的具体功效以及如何使用还不甚了解，因缺少对人参的科学认识而造成消费误区，这对人参产业发展构成一定影响。我很高兴政协吉林省委员会牵头，委托我担任主编，组织编辑出版《认识人参 科学使用人参》这一科普读本。

本书编委会通过深入研究文献，勾勒出人参应用历史和文化发展脉络，特别是通过对现代人参临床与科研成果的梳理，用生动的语言和图文并茂的形式，从物种起源、植物形态、分类、鉴别、药用与养生价值及其使用方法等方面，尽量全面地向读者介绍人参知识，让更多百姓重新认识人参、了解人参、更好地科学使用人参。

书临付梓，不揣浅陋，是为作序。

张伯礼

中国工程院　院士

天津中医药大学　名誉校长

中国中医科学院　名誉院长

2023 年 1 月

目　录
contents

1

第二篇

人参的鉴别与功效

29

第三篇　人参的使用与贮藏

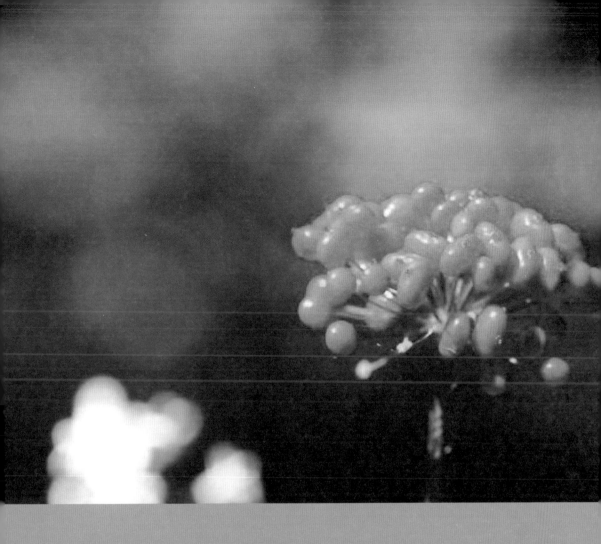

第一篇　人参的历史与文化

　　本篇介绍人参的物种起源、药用历史及历代应用，讲述人参故事和传统采参习俗，精选古人吟咏人参诗赋，呈现人参文化，让神奇的"百草之王"人参走进人们的视野和生活。

第一章
人参起源

人参（*Panax ginseng C. A. Mey.*），五加科人参属（*Panax*），多年生草本植物。*panax* 在拉丁语中意为"万灵药"。作为重要的药用植物，人参素有"千草之灵，百药之长"的美誉。

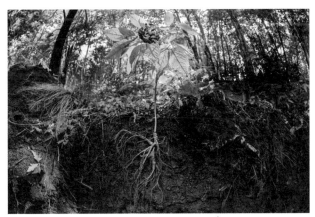

被誉为植物活化石的人参

人参在地球上被子植物极为繁盛的第三纪就已经广为繁衍，由于第四纪大冰川期的到来，地球气候的变迁和地貌的变化，人参和人参属的其他植物分布区域大大缩小，成为古老的孑遗植物[1]而幸

---

[1] 孑遗植物：也叫作活化石植物，它们的起源久远，在新生代第三纪或更早有广泛的分布。其中大部分已经因为地质、气候的变化而灭绝，只存在于很小的范围内。这些植物的形状和在化石中发现的植物基本相同，也保留了其远古祖先的原始形状。孑遗植物的近缘类群多已灭绝，因此也是比较孤立、进化缓慢的植物。

存下来。

人参属物种呈现东亚－北美间断分布，主要分布在北纬33°～48°，包括中国、俄罗斯、朝鲜、韩国、日本、加拿大和美国等地区。

中国历史上人参有两大主要产区，包括以上党郡紫团山（山西省、河北省）为代表的华北地区和以辽东（吉林省、辽宁省、黑龙江省）为代表的东北地区，成书于汉代末期的《名医别录》亦有"人参生上党山谷及辽东"的记载。

《范子计然》一书中云"人参生上党，状类人者善"，是人参产地的最早记录。东汉许慎《说文解字》中有对"参"字演变的详细记载。在此书"薓"（音参）字之下谓："薓，人薓，药草，出上党。"上党，即上党郡，南北朝时期改称"潞洲"，现为山西省长治市太行山区，故"上党人参"也称为"潞洲人参"。

上党不但出产人参，而且以品质优良著称，尤以紫团山人参最为名贵。宋代颁行的《本草图经》（亦称《图经本草》）中生动地记载了上党人参的功效，谓"欲试上党人参者，当使二人同走，一与人参含之，一不与，度走三五里许，其不含人参者必大喘，含者气息自如，其人参乃真也"。

然而，随着太行山区大量伐林开荒以及人参过度采挖等原因，上党人参早已绝迹。

清朝有人用现今称为"党参"的药材沿用"上党人参"的名目，但与人参并非同一物种，人参属五加科，而党参属桔梗科。虽然党参也具有人参的某些药效，但药力薄弱，其滋补价值与人参相距甚远。

我国人参的另一个重要产区是辽东，古称"辽东郡"，为战国时期燕国始置。辖区相当于今辽宁大凌河以东广袤的地区，包括长白山脉的大部分地域，盛产辽东人参，或称"辽东参"，简称"辽参"。

《太平御览》药部人参条下记载："慕容皝与顾和书曰：今致人参十斤。"顾和是西晋高官，而慕容皝曾是前燕国的国王，按照前燕国的地理方位，当时慕容皝赠给顾和的十斤人参很可能就是辽东人参。

目前，我国人参产区主要分布在长白山和小兴安岭的东南部以及辽宁的东部，特别是集中在吉林省长白山中段的抚松、通化、集安、延吉、长白等地，占全国人参产量的半数以上，是当之无愧的"人参之乡"。河北、山西、陕西、内蒙古等省区也有种植或引种。

作为驰名中外的名贵中药材，人参享有"百草之王"的美誉。因其"根如人形"，又有"神草""土精""地精""鬼盖""人衔"之称。和水杉、银杉等孑遗植物一样，人参在经历了几千万年的漫长进化，仍保留了其远古祖先的原始形状。

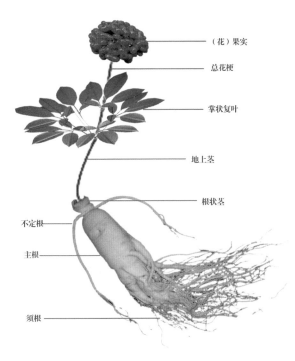

根据《中国植物志》的描写，人参属多年生草本植物，根状茎（芦头）短，直立或斜上，不增厚成块状。主根肥大，纺锤形或圆柱形。

地上茎为单生，一般高约30～60厘米。伞形花序顶生，直径约1.5厘米，有花30～50朵，稀5～6朵；花小，淡黄绿色。东北产区的花期一般在 6 月上旬至中下旬。

人参的果实呈肾形，一般为鲜红色，果实内有两粒种子，种子呈扁圆形，黄白色。果期 7 ~ 9 月。

人参的叶为掌状复叶，由叶柄和叶片组成，掌叶数量的变化是区分人参生长阶段的重要特征。每枚掌状复叶由 5 片小叶片组成，轮生于茎的顶端。宋代苏颂在《本草图经》中对不同参龄的植株特征有较为生动详尽的记载："初生小者三四寸许，一桠五叶；四五年后，生两桠五叶，未有花茎；至十年后，生三桠；年深者生四桠，各五叶。中心生一茎，俗名百尺杵。"这与当今人参"五叶"的特征是相符的。

野生山参与园参（人工栽培管理的人参）的成长年限不同，叶数变化一次需要几年甚至几十年。以下为园参的生长年数和叶数变化。

一年生人参植株尚未分化出地上茎，只有 1 枚由 3 片小叶子组成的三出复叶，叶柄短小，尚无掌状复叶，俗称"三花子"。也有个别情况多年生人参还是三花子。

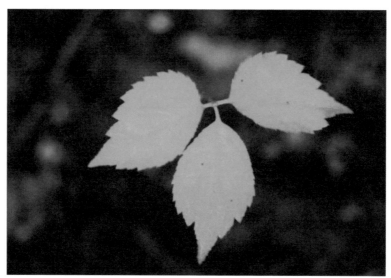

三花子（一年生人参）

二年生人参植株通常生出单茎，叶柄出现分化，可长出 1 枚典型的掌状复叶，俗称"巴掌子"或"五叶子"。也有多年生人参还是巴掌子的情况。

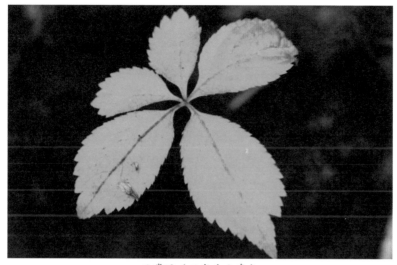

巴掌子（二年生人参）

三年生人参植株可见明显的地上茎，株高一般达 30 厘米。多数在茎的顶端生出 2 枚掌状复叶，呈"丫"字形，俗称"二甲子"。

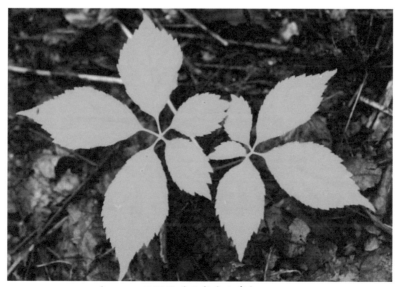

二甲子（三年生人参）

四年生人参植株茎顶通常生出 3 枚掌状复叶，形若一个倒置的灯台，俗称"灯台子"，又称三匹（品）叶。四年生人参地上茎更为粗壮，复叶柄间有总花梗生长。此时，人参主根增大，重量显著增加，已有一定经济价值。

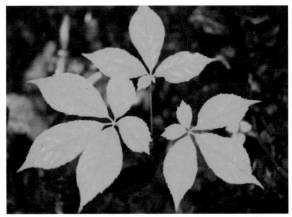

灯台子（四年生人参）

五年生人参植株通常在茎端四面各生出 1 枚掌状复叶，俗称"四匹（品）叶"。此时，总花梗在 4 枚复叶间的杈心抽出，顶生 1 个伞形花序。果实发育成熟，主根更为粗大，经济价值得到提升。

按照《中华人民共和国食品安全法》和《新资源食品管理办法》的规定，5 年及 5 年以下的人工种植人参可作为新资源食品食用。

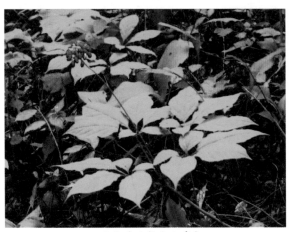

四匹叶（五年生人参）

六年生人参植株又增加 1 枚复叶，有 5 枚掌状复叶，俗称"五匹（品）叶"。

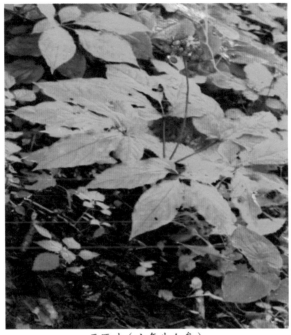

五匹叶（六年生人参）

随着生长年限的增加，部分植株可生出 6 枚掌状复叶，称"六匹（品）叶"。此后，一般情况下茎叶就不再生长，也无新叶产生。

按人参的个头（即重量）来划分，3～5 克者称为"小捻子"或"山捻子"，超过三两（旧制十六两为一斤）重的被称之为"大棒槌"，超过五两重的被称之为"老棒槌"（即老人参）。此外还有"七两为参，八两为宝，九两十两，仿有神效"的说法。

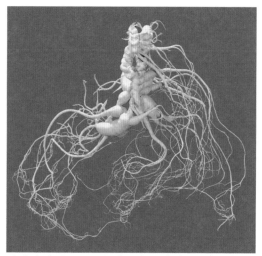

陈列于人民大会堂吉林厅的"山参王"，净重九两一钱二分（285 克）

　　"吸天地之灵气，纳日月之精华"造就了"百草之王"人参。据相关资料记载，人参寿命可达数百年，但采收中见到生长 100 年的已属难得，参龄达 200 年以上的更是罕见。如此高寿龄的草本植物及其药用价值之高，难怪被誉为"仙草"。

（王泽玉　徐高峰）

第二章
人参药用

中国是世界上最早发现人参，并最早用文字记载和应用人参的国家。早在3500年前殷商时期的青铜器"簠参父乙"盉[1]上就有"参"字的出现。人参与中华民族文明的起源和发展相伴而行，依据仰韶文化遗存证据推断，我国发现和应用人参有5000年以上的历史。

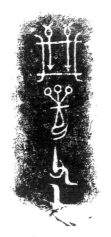

"簠参父乙"盉拓片

早在战国时代，良医扁鹊对人参药性和疗效已有了解。人参明确作为药用的记载，出现在我国现存最早的秦汉时代中药学著作《神农本草经》中。书中记载："人参味甘，微寒，主补五脏，安精神，定魂魄，止惊悸，除邪气，明目，开心益智。久服，轻身延年"，

---

[1] 盉：音"盒"，古代温酒的铜制器具，形状像壶。"簠（音"服"）参父乙"盉可解作"簠参氏为父乙"做的祭器。

被列为上品 [1]。此书对人参药效之精论，经过上千年的临床实践，至今仍具有较高的理论及临床价值。

汉代是人参药用的重要时期。汉代涉及人参方面最有代表性的著作，有以考古资料为依据编撰的《武威汉代医简》和张仲景所著的《伤寒论》《金匮要略》[2]。《武威汉代医简》中记载的各简牍，是我国迄今发现最早的医药著作和珍贵文物，也是世界上记载人参临床应用情况最早的文献。《伤寒论》收方113首，其中配伍有人参者占21方；《金匮要略》收方205首，其中含有人参的组方28首。这些医方既传承了人参的药效，又扩大了人参的效能，是人参广泛应用的"医方先祖"，对后代乃至现代都产生了重大影响。

唐代是人参应用的高峰期。苏敬在《新修本草》中记载："人参主补五脏，安精神，定魂魄，止惊悸，除邪气，明目，开心，益鼓痛，胸胁逆满，霍乱吐逆，调中，止消渴，通血脉，破坚积，令人不忘"，对人参的药效和保健作用认识比较充分。唐代对于人参记述更为具体而全面的医学文献是孙思邈所著的《备急千金要方》和《千金翼方》，两部巨著分别记载了486首和314首含有人参的医方，组方合理且结构严谨。鉴真大师东渡日本随行带了人参等中药材，收藏在日本奈良时代的宝物库"正仓院"中。

宋代在人参应用上持续发展，并又向前跨了一大步。宋代是我国医药著作繁荣的时代，许多著作中都有关于人参的记载，也是人参应用的重要发展时期。特别是宋代人参产区明显东移，人参资源扩展，而且在边境贸易中通过互市交易，可以获得相当多的进口人参，保证了临床用药之需。苏颂主持编撰的《本草图经》通过"药

---

[1]　上品：出自汉代《神农本草经》，书中将中药分为上、中、下三品。上药养命、中药养性、下药治病。上药可轻身益气，延年益寿。

[2]　《伤寒论》《金匮要略》：为东汉末年著名医学家张仲景所撰，原著为《伤寒杂病论》，在流传过程中，经后人整理编撰分为《伤寒论》和《金匮要略》两部。

图"形象地描绘出人参植株的各个部位，说明此时已对人参的植物学特点有了十分深入的了解，在认识人参功效与应用方面也更加精细而深刻。北宋唐慎微所撰《证类本草》对人参的产地、生长环境、功能主治都有详尽的描述，特别是其中所绘的潞州人参（即上党人参）图谱，是世界上最早的人参图谱，具有极为重要的历史价值及学术价值。在《太平惠民和剂局方》中，有169方含有人参，门类涉及治一切气、治诸虚、治积热、治痰饮、治眼目疾、治妇人诸疾、治小儿诸疾等。

北宋后期至南宋，辽、金、女真等少数民族政权崛起，他们占据了华北、东北两大人参主产区，人参资源开发及医药文化也有所发展。具有代表性的是"金元四大家"，即刘完素（寒凉派）、张从正（攻下派）、李东垣（补土派）和朱丹溪（滋阴派）。李东垣《兰室秘藏》载方280余首，含有人参的医方有74首，足见人参在"补土派"中占有的重要地位。

元朝建立后逐步推行"尊用汉制"，对前代的医药成果有较为全面的继承，如元代医学家危亦林所著的《世医得效方》中，收载了很多含有人参的组方。

明代出现了第一部人参专著《人参传》。作者李言闻（李时珍的父亲）依据中医药基础理论，综合明代以前名医见地，对人参的应用进行了深入而全面的论述，这是人参应用史上一次较全面的总结。李时珍所著《本草纲目》对人参的叙述最为详尽，人参【附方】项下，整理出67个运用人参的处方，分别应用于15类病症，其阐述之精深、详尽，为所记载中药之首。明代应用人参在理论和临床实践上已达到当时历史阶段的顶峰。然而，由于野生人参资源被大肆破坏，供应已经远远不能满足普通百姓需求，人参逐渐成为统治权贵才用得起的"神药"。

清代是人参临床应用的衰退期。清朝由于统治阶级对知识阶层的思想禁锢，有成就的医学著述极为稀少，对人参的应用、研究、著述等也多因循守旧，缺乏创新与发展。

清朝的皇帝和后妃们非常喜欢服食人参，将其列为皇室贡品。乾隆一生对长白山人参情有独钟。据清朝《上用人参底簿》记载："自乾隆六十二年十二月初一始，至乾隆六十四年正月初三止，皇帝共进人参三百五十九次，四等人参三十七两九钱。"这么算来，乾隆皇帝几乎天天服用野山参，每天在 3 克左右。

作为一种珍贵药材，清朝统治者对采参的管控是非常严格的，为了垄断人参的采集和经营，曾采用"八旗分山采参制""放票采参制""招商承办采参制""封山政策"等措施来控制对野生人参的采挖，但始终未能解决人参资源被破坏、药源十分紧缺的问题。只有统治者和权贵们才能享用得起人参，普通百姓只能用"参叶"代替人参药用。由于野生人参资源的极度匮乏，加上战争对人参种植业造成毁灭性破坏，人参临床应用逐渐走向衰退。

新中国成立以后，人参产业逐步发展壮大。人参不仅在传统的汤、丸、散、膏、丹方剂中应用，也随着现代制药技术的发展而更加广泛地被应用到中成药制剂中。《中国药典》（2020 年版）收载的中成药制剂中，有参松养心胶囊、平肝舒络丸、人参健脾丸、小儿肺咳颗粒、补肾益脑片、胃乃安胶囊、复明片、恒古骨伤愈合剂、参精止渴丸、参茸固本片、产复康颗粒、人参养荣丸等 118 个制剂处方含有人参。仅从这些中成药名称中就能够看出人参"补五脏"、"大补元气、复脉固脱、补脾益肺、生津养血、安神益智"等不凡的药用功效。

随着对人参开发利用的日新月异，深加工产品层出不穷，人参已成为世界上应用范围最广、应用人口最多的药食同源中药材，也是国际认可度较高的中药材和保健食材，被广泛应用于食品、医药、日化、保健品等各个领域。人参及其产品受到消费者的青睐，市场需求不断增加，人参产业的发展前景更加广阔。

　　人参不仅具有很高的药用价值，还可被制成各种具有养生滋补功效的食品、保健品等。2012 年 8 月，原卫生部正式批准 5 年及 5 年以下人工种植人参为新资源食品，扩大了人参在食品领域的应用范围。2024 年 4 月，国家市场监管总局发布《保健食品原料人参、西洋参、灵芝备案产品技术要求》的公告，人工种植人参被纳入保健食品原料目录，加速了人参保健品市场准入。

（王泽玉　任晶）

第三章
人参文化

几千年来，由于人参特有的药用价值和经济价值，对东北地区的政治、经济、文化产生了深远的影响，逐渐形成了独特、多元的人参文化。

一、人参故事

人参在自然条件恶劣的环境下可以长期休眠，其根的生命力特别顽强，成活能够长达百年。"人参"不仅发音与"人身"相同，其外形也具有人体形态特征，人参叶片多为五复叶片，与人的手掌相同，人参的地下部分，有清晰可见、类似人形的头、身、腿，而且人参的种子与人类的肾脏相似。古人不能解释人参这些奇特的生命现象，便流传出许多美丽的传说，使人参在民间被赋予了神秘的色彩。

（一）"下有人参，上有紫气"之谜

两汉时期的纬书《礼·斗威仪》中记载，"君乘木而王有人参生，下有人参，上有紫气"。意思是说，生长人参的地方，上空会聚集紫色的气体。古人认为紫气是祥瑞之兆，更是帝王、圣贤行将出现的预兆。古人将人参与祥瑞的紫气联系在一起，将人参的生长

环境加以神秘化。《春秋·运斗枢》载："摇光星散而为人参。人君废山渎之利，则摇光不明，人参不生"，是说摇光星（也称瑶光星，为北斗七星第七星）光辉散落的地方就会长出人参。因此，长白山老放山人之间都流传着紫气下有大参的传闻。

古人所述"下有人参，上有紫气"的现象，当代人确有神奇经历。2003 年 4 月，吉林省辉南森林经营局的曹发一行四人在二龙湾森林中采山菜的时候，突然发现前方有一条直上直下大约七米高的蓝紫色光柱，四人不敢上前，驻足观察几个小时后紫光才消失不见。回家向老放山人告知这一发现，老人说，紫色光柱下一定有野山参。翌日，几人随同老放山人上山，在发现蓝紫色光柱的附近，果然发现了 7 棵野山参。无独有偶，2004 年，大连成园温泉山庄森林上空经常出现白紫亮光，惊动了山庄保卫人员，经多次调查，也未能查清发光的原因。一次，山庄的一位叫姬传法的员工在挖野菜时忽然发现有人参花，遂请来老家在吉林的保卫队长公培国来看看，这一看不要紧，居然发现了 10 多棵野生参苗。这一发现惊动了山庄的庄主，请来专家进一步搜寻，竟发现了只在传说中出现的"七匹（品）叶"山参王。

有学者认为，因为野山参喜欢躲在阳光斜射的密林中，而这种密林中的散射光具有光谱中最为丰富的紫外光，野山参生长的地方出现"紫气"，其实就是阳光漫散射而产生的现象。虽然不能完全解开"下有人参，上有紫气"的奥秘，但也可以看出，只有在天地自然灵气充沛的地方才会生长人参。

（二）大蛇守护人参之说

在长白山采参参帮中有一条规矩，就是放山的时候遇到蛇，不能伤害它，要给它让路。即使不小心被蛇咬了，放山人也不打蛇。他们认为放山遇到蛇，是山神爷老把头送钱来了。所以放山人把蛇叫作"钱串子"。

长白山地区一直流传着大蟒蛇保护人参的传说。有的人说人参是宝贝，这是大蟒蛇在那儿护宝；有的人说是大蟒蛇在舔食人参果，起到强身祛病的作用。有许多放山人也确实遇到过人参旁边有大蛇在那守护着的情景。

这到底是怎么回事呢？事实上，凡是见到蛇与人参同在，基本都是在人参籽红的时候。每到这个时候，很多喜食参籽的小动物，比如松鼠、杜鹃、松鸦、野鸡等，就会前来采食人参果。这也正是蛇捕猎的好时机，常常能看到一些参叶宽大的野山参下面会有大蛇盘踞在那里，蹲守猎物。此外，生活在地下、喜食人参的鼹鼠，也是大蛇的猎物。野山参和蛇也都喜欢温润阴凉的地方，偶尔遇到大蛇在野山参的叶伞下也很正常。

此外，古籍中也记载了一些人参与其他灵兽同时出现的传说。《梁书》（卷五十一）载："陈留孝子阮孝绪，因母王氏，急有疾，合药需得生人参。旧传钟山所出，孝绪躬历幽险，累日不逢。忽见一鹿前行，孝绪感而随后。至一所，忽灭，就视，果获此草，母得服之，遂愈。"鹿与参，都是人们心目中的吉祥之物，二者联系在一起，构成仙境中的神话，人参的神奇疗效和作用，在故事中也得到了完美的展现。

（三）人参的神话故事

民间大量的人参神话故事主要来源于劳动人民口头创作，这些故事构思奇特、情节曲折、形象生动，富有民族风格和美学价值。如善良的"老把头"会帮助挖参人挖到参宝；美丽的"参姑娘"会和年轻的挖参人结成伴侣；"毛驴参"可以不吃草料而为穷人开荒种地；"龙参"放到水里，河水就能畅流不息，消除旱灾；深山的梅花鹿、林间的雀鸟，乃至一草一木，都会成为挖参人的忠实朋友和生活助手。他们以优美的形象、善良的品质、神奇的魔力，出没于深山老林，帮助辛苦的人们发财致富或获得爱情、健康和幸福。

《太平御览》载有两则神话，其一："人参一名土精，生上党者佳。人形皆备，能作儿啼。昔有人掘之，始下数锹，便闻土中有呻声，寻音而取，果得一头长二尺许，四体皆备，而发有损缺，将是掘伤，所以呻也。"其二："隋文帝时，上党有人宅后每夜闻人呼声，求之不得。去宅一里许，见人参枝叶异常，掘之入地五尺，得人参，一如人体，四肢皆备，呼声遂绝。"把人参同有血有肉、有知觉的人体联系在一起，能呻、能呼、能啼，这是将人参拟人化了。

棒槌鸟传说

棒槌鸟多出自东北原始森林，以人参籽为食，是采挖人参的向导，哪里有人参哪里就有这种鸟。有首民谣：要想挖参宝，得找棒槌鸟！每当棒槌（人参）籽红了的时候，小鸟就互相呼唤着"汪刚哥""丽姑"，凄述着汪刚与丽姑坚贞的爱情故事。

传说很早以前，有个满族小伙子叫汪刚，和未婚妻丽姑在绝壁上发现一棵八匹（品）叶大棒槌，就年年把棒槌籽采下来，为乡亲们种棒槌。他们就是再穷，也舍不得挖那棵大棒槌。

这事儿传到了既贪财又好色的额真老爷那里。他设了一条毒计，说是给皇家进贡，硬逼汪刚去挖大棒槌。

汪刚告别丽姑，在山里甩开额真派来跟踪的狗腿子，攀上绝壁，采下棒槌籽种到山上，又挖了一棵园子货，带着下山。额真发现后带着人用箭射死汪刚，一面派人用汪刚挖的棒槌上京进贡，一面领人去抢丽姑。

丽姑自知难逃此劫，便爬上砬子，喊了一声"汪刚哥！"跳了下去。忽然，砬子下腾起一片红光，从红光里一先一后飞出两只美丽的小鸟，先飞的叫一声"汪刚哥"，后边的就叫一声"丽姑"，一直向以前他们种棒槌的地方飞去。再说那个额真老爷，因进贡的不是真正的老山参，被判了欺君之罪，被满门抄斩了。

从那以后，每当棒槌籽儿红了的时候，那种美丽的小鸟就飞来了，互相呼唤着"汪刚哥""丽姑"，用尖尖的小嘴，叼起红莹莹的棒槌籽，种到山上。

乡亲们都说，它们就是汪刚和丽姑变的，有了它们，山上的棒槌才会永远挖不完。因为它们是专门种棒槌的，在它们叫的地方又往往有棒槌，所以就把它们叫作棒槌鸟。

人参娃娃

相传很久以前，在山东沂蒙山区的蒙山上，生长着许多人参，其中有两棵活了上千年，有了灵性，变成了人参娃娃。

一个来化缘的黑心和尚得知此事，骑着一头毛驴便想抓到人参娃娃。有天夜晚，黑心和尚发现人参娃娃在屋里玩耍，就趁机弯腰悄悄去抓，但人参娃娃立刻就不见了。黑心和尚要清风、明月两个小和尚，用一根带着一绺红线的针，别到人参娃娃的红兜兜上，松开线。到了晚上，两个胖娃娃来了，两个小和尚依照吩咐别了针线。第二天早晨，黑心和尚顺着红线寻去，傍晚在大山树丛深处挖出人参娃娃。黑心和尚暗自高兴，悄悄来到厨房，把人参娃娃放到锅里，搬来一块大石头压在锅盖上，并叫来清风、明月烧火，自己沐浴更衣去了。

清风、明月刚点着火，一股异香从锅里飘出来，就听里面喊："救救我们！"他俩掀掉石头，打开锅盖，发现里面是两个胖娃娃。清风、明月觉得他们很可怜，就把他俩给放走了。临走时，俩娃娃塞给清风、明月每人一个不知名的小山果，并告诉他们："遇到危险时，把它放到嘴里。"一会儿，黑心和尚回来发现清风、明月放走了人参娃娃，就拿着荆条开始抽打他俩。清风、明月赶紧把小山果含到口中，只觉浑身发轻，双脚离地。他们赶忙抓住拴在桂树上的毛驴缰绳，没想到毛驴和桂树也拔地而起，向天上飞去，树根上的石头、泥土落下来，砸到黑心和尚的头上，顿时他脑浆四溅，一命呜呼。清风、明月升到九重天上，受王母娘娘派遣，做了看守"人参果"的仙童。那头毛驴在天上被张果老收留当了坐骑；那棵桂树则被嫦娥拦住，栽到了月宫门前。

逃出虎口的人参娃娃，不愿继续在沂蒙山上久住，便带着他们的家族离开了沂蒙山区，迁到我国东北大森林，在那里安家落户，繁衍生息。

老把头孙良

相传明末清初时，山东莱阳人孙良为给母亲治病，告别新婚妻子王氏，孤身前往长白山挖参。路上巧遇老乡张禄，二人一见如故，遂结拜为兄弟，每天一同出去挖参。就在二人决定要返回山东老家的前几日，孙良与张禄走散了，他便下定决心一定要找到张禄一起回家。可惜的是，他非但没有找到自己的兄弟，自己也饿死在蝲蛄河畔。

民间传说孙良死后，化身为保护穷人的山神，经常变作白胡子老头搭救进山迷路的人，并点化山民采参挖宝，因而孙良便被民间挖参寻宝之人视为长白山开山挖参之祖先，在上山挖参之前必须先要祭拜他。在吉林省的通化县、集安、白山等地都有老把头坟，供后人拜祭。孙良临终前曾留下一首绝命诗：

家住莱阳本姓孙，翻山过海来挖参。

路上丢了好兄弟，找不到他不甘心。

三天吃个蝲蝲蛄，你说伤心不伤心。

家中有人来找我，顺着古河往上寻。

再有入山迷路者，我当作为引路神。

二、人参诗赋

中医药作为中华文明的杰出代表，不仅为中华民族繁衍昌盛做出了巨大贡献，还产生了很多传颂中草药的诗词，形成了瑰丽多姿的中药文化。人参诗在古代诗词中占有一席之地，构成了人参文化的绚丽篇章。

（一）唐代人参诗

东峰歌

温庭筠

锦砾潺湲玉溪水，晓来微雨藤花紫。

冉冉山鸡红尾长，一声樵斧惊飞起。

松刺梳空石差齿，烟香风软人参蕊。

阳崖一梦伴云根，仙菌灵芝梦魂里。

（选自《全唐诗》第十七册）

送金可纪归新罗

章孝标

登唐科第语唐音，望日初生忆故林。

鲛室夜眠阴火冷，蜃楼朝泊晓霞深。

风高一叶飞鱼背，潮净三山出海心。

想把文章合夷乐，蟠桃花里醉人参。

（选自《全唐诗》第十五册）

寄周繇求人参

段成式

少赋令才犹强作，众医多识不能呼。

九茎仙草*真难得，五叶灵根*许惠无。

（选自《全唐诗》第十七册）

*仙草、灵根即人参。

友人以人参见惠因以诗谢之

皮日休

神草*延年出道家，是谁披露记三桠。

开时的定涵云液，劚后还应带石花。

名士寄来消酒渴，野人煎处撇泉华。

从今汤剂如相续，不用金山焙上茶。

（选自《全唐诗》第十八册）

*神草，指人参。

奉和袭美题达上人药圃二首

陆龟蒙

药味多从远客赍，旋添花圃旋成畦。

三桠旧种根应异，九节初移叶尚低。

山英便和幽涧石，水芝须带本池泥。

从今直到清秋日，又有香苗几番齐。

净名无语示清羸，药草搜来喻更微。

一雨一风皆遂性，花开花落尽忘机。

教疏兔镂金弦乱，自拥龙刍紫秉肥。

莫怪独亲幽圃坐，病容销尽欲依归。

（选自《全唐诗》第十八册）

奉和袭美谢友人惠人参

陆龟蒙

五叶初成椴树阴，紫团峰外即鸡林。

名参鬼盖*须难见，材似人形不可寻。

品第已闻升碧简，携持应合重黄金。

殷勤润取相如肺，封禅书成动帝心。

（选自《全唐诗》第十九册）

＊鬼盖，人参别名。

（二）宋代人参诗

小圃五咏（其一）人参

苏轼

上党天下脊，辽东真井底。玄泉倾海腴，白露洒天醴。

灵苗此孕毓，肩股或具体。移根到罗浮，越水灌清泚。

地殊风雨隔，臭味终祖祢。青桠缀紫萼，圆实堕红米。

穷年生意足，黄土手自启。上药无炮炙，龁嚼尽根柢。

开心定魂魄，忧恚何足洗。糜身辅吾生，既食首重稽。

（选自《苏轼诗集》第七册）

送上党长

谢翱

春雨人参长紫苗，县庭无事坐终朝。

俯看云气千山表，野有新田市有谣。

（选自《人参谱》）

（三）清代人参诗

咏人参

乾隆

性温生处喜偏寒，一穗垂如天竺丹。

五叶三桠云吉拥，玉茎朱实露甘溥。

地灵物产资阴骘，功著医经注大端。

善补补人常受误，名言子产悟宽难。

（载《钦定盛京通志》）

驻跸吉林将军署复得诗三首（其三）

乾隆

皇祖当年驻榮衢，迎銮父老尚能夸。

讵无洒扫因将敬，所喜朴淳总不奢。

木柱烟筒犹故俗，纸窗日影正新嘉。

盆中更有仙家草，五叶朱旒苗四桠。

（载《钦定盛京通志》）

人参诗（丙辰）

赵翼

贫家患富病，用药需蔘剂。吾儿抱沉疴，藉补丹田气。

其如价过昂，刀圭购不易。此物瑶光星，散华凝入地。

三桠五其叶，独与凡卉异。结子莲米红，分阴椵树翠。

年深根成形，肢体或粗备。土中儿啼声，往往惊夜睡。

其始出上党，仅等苓术类。地运有转移，乃为我朝瑞。

高高长白山，郁蟠王气萃。灵苗苗其间，孕结饱生意。

以之疗嬴疾，庸医亦奏技。几同返魂香，不数肉芝臂。

当年评直贱，购买不繁费。十金易一斤，邻市旧有例。

十金易一两，诗家亦有记。迨我服食时，犹只倍三四。

弹指三十年，微贵乃无艺。一两三百金，其品犹居次。

中人十家产，不满一杯味。珍过服玉方，艰于錬丹秘。

古称万金药，始信语非伪。嗟哉此神物，天以救疲疠。

乃因价不訾，翻若天势利。但许活富人，贫者莫可冀。

此事关隐忧，苍生命所系。吾儿病已深，非此不得济。

燃眉倘可救，剜肉遑敢计。搜括罄蓄储，典卖到衣被。

所愁力将竭，儿病痊尚未。中宵抚空囊，彷徨不能寐。

（选自《中华诗词网》）

人参诗词是人参文化的重要表现形式，是中华优秀传统文化的重要组成部分。历史上，文人墨客创作的关于人参的诗词还有很多，这里只撷取以上几篇，让大家在诗词古韵中品味独特的人参文化和价值内涵。

三、采参习俗

《太平御览》记载，早在公元 3 世纪中叶，长白山一带已经有采挖野山参的活动。长白山地区把采挖野山参称为"放山"，并在挖参过程中形成了包括专业俗语、行为规则、道德操守、生存技能、挖参技术和专用工具等内容的采参习俗。

（一）拉帮

拉帮就是放山之前组织的参帮。单人进原始森林非常危险，所以要结队进山，多为三人、五人、七人或九人以上，且由身体素质好者组成，忌二人（怕见财起歹意）、四人（与"死"谐音）一同进山。放山人视人参为人，回来加上人参成双数，即"去单回双"，体现了一定能挖到人参的愿望。拉帮由"参把头"负责。"参把头"是放山人根据民主原则推举出来的领导者，在放山过程中具有绝对的权威。"把头"必须具有丰富的放山经验和野外生存技能，掌握实用的地理和生物知识，并懂山规、讲道德、守信用。

（二）"放山"前的准备

首先，要备足粮食，带上炊具、火柴、食盐、咸菜及衣服、鞋帽、狍皮、围裙、背篓、背包等。其次，准备好便携式快斧、铲子、铁锹、鹿骨扦子、剪刀、红绒线绳、铜钱（禁用道光、光绪年号，因"光"字不吉利；普遍受欢迎的年号是开元、乾隆、嘉庆等）。此外，每人需有一个索拨（宝）棍，索拨棍需硬木制成，上粗下细，在下端订上数个铜钱，铜钱间留有间隙，以便在拨草寻找人参时发出声响，伙伴间取得联系，又可惊走小动物。

（三）进山

放山人进山要选黄道吉日，一般为初三、初六、初九或初八、十八、二十八。进山到达驻地后第一件、最重要的事是祭拜山神爷老把头。用三块石头（两竖一横）搭成"老爷府"（山神老把头庙），在老爷府前插上三根细树枝代香，跪拜祈求保佑平安发财。然后由参把头观山景，以确定放山的山场，太阳落山前选择背风向阳的山坡搭地戗子（窝棚），用软树皮绑木杆支三脚架，苫上桦树皮防雨，里面铺上干草和狍子皮，作为放山人临时的家。晚间要在窝棚前点火堆，驱赶蚊虫、防止野兽、去潮气暖身并为迷路的人指示方向。烧的柴火要顺着摆放，取其顺利之意。由把头点火以示尊重。

（四）压山

压山又称开山、巡山、压趟子、撒目 [1] 草，就是放山人在山林中搜寻人参的过程。

压山第一步，由参把头"观山景"，选定去哪片山林。观山景是参把头根据多年放山的经验，对山形、坡向、树木草头仔细观察，

---

[1]　撒目：音 sá mo，东北方言，四处观瞧之意。

判断哪里可能有人参。

压山时，一帮人要排开阵式，叫"排棍儿"，也叫铺棍。参把头是头棍儿，居中站位，也叫挑杆儿。经验丰富的成员站两边，也叫边棍。其他人为腰棍，第一次放山的人叫初棍儿，一般安排在腰棍儿队伍里，也叫压趟子。

压山发现了人参，称为"开眼儿"，发现的人要立即大喊一声："棒槌！"这叫"喊山"。听到有人喊山，参把头要问："什么货？"回话叫"接山"。然后，喊山人得如实回答是几匹（品）叶，叫"应山"。这时大伙要一齐喊："快当！快当[1]！"叫"贺山"。如果几天没找到人参，为振奋精神，参把头可故意喊山，叫"喊空山"。压山的时候如果看走了眼，喊山之后发现不是棒槌，这叫"诈山"，这时候要么给山神爷磕头赔罪，再继续压山，要么就回钱子。

（五）抬棒槌

挖参叫"抬棒槌"，"抬"意为这个人参会很大，要多人来抬，体现了对人参的珍爱。相传人参是地精，被人发现后会自己土遁消失，所以要先用棒槌锁（一根三尺长的红线绳，两端各拴一枚古铜钱）"拴"住人参，然后大伙儿磕头拜谢山神爷之后才可以抬参。

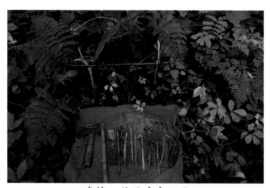

参棒：传统采参工具

---

[1]　快当：满语，麻利、顺利、吉利和祝贺的意思。

挖参是很复杂的细活儿，要先用手扒去人参周围的乱草树叶，再用小锯锯断人参周边的树根（细树根可用剪子剪断）。这时不能用斧子砍，因为树根有弹性，会震坏参须。清理完树根后即可用签子仔细拨除人参周围的泥土，直到悬吊在棒槌锁上的人参根须全部裸露出来，任何细小的根须都不能挖断。因为野生人参的根须又细又长，所以挖的过程很费时间，稍大一点的人参都要用一两个时辰，有的"大棒槌"甚至要用几天的时间才能"抬"出来。

挖出来的人参要用青苔茅子、桦树叶掺上一些原土包起来，再用草绳打成"参包子"，或起一块青苔包在人参上，以保持浆气，撒些起参的原土，外面包上桦树皮。抬完参，把头还要在附近的松树上刻下记号，这叫"砍兆头"，一是挖参的见证，二是为了告诉大家这个地方挖到过人参，其他的放山人可以再来抬棒槌。

（六）下山

挖到棒槌下山后，要到老把头庙还愿答谢老把头。谁许过什么愿就必须还什么愿，诚实守信，说话算数，决不含糊。通过这种仪式不断增强人们的诚信意识。

（七）"放山"暗语

放山的专业用语和忌讳有许多，如吃饭称"拿饭"，睡觉称"拿觉"，抽烟称"拿火"，休息称"拿蹲儿"，改变住处称"拿房子"，意思都是为了能"拿"到人参，挖到人参又称"撮住了米口袋"。如遇到老虎则要立即磕头，因为老虎是山神爷，拜见山神爷一定会大吉大利；遇到干鹿角、干狍子角都叫"干找"，见到这些都不吉利，预示着要白忙活。休息时不准打瞌睡，打瞌睡容易麻达山（迷路），也绝对不准坐树墩，传说树墩是山神老把头的座位。休息抽烟时索拨棍要搂在怀里立着，意思是要把参搂住，不能让它跑了。

长白山采参习俗中的民族信仰、道德规范、环保意识、价值认定和传统技能等方面,深刻影响着当地民众的精神状态和生活理念,进而升华成一种独特的人参文化,显示出鲜明的地域特色。

（王泽玉　于淼）

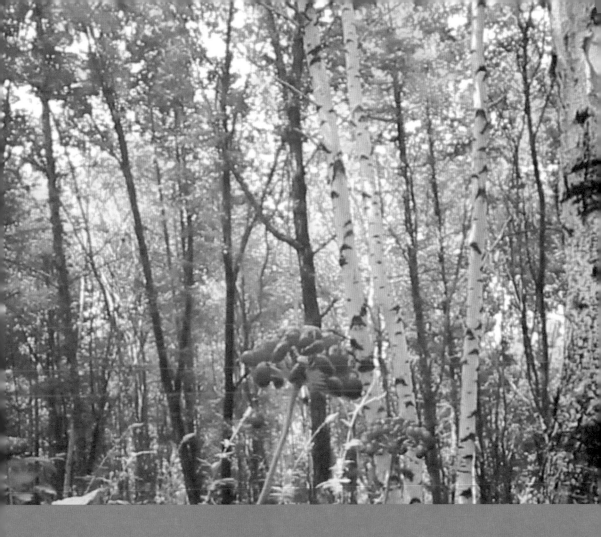

第二篇　人参的鉴别与功效

本篇从产地国、栽培方式、炮制加工方式等方面介绍了不同种类的人参；详细阐述了不同栽培方式人参的鉴别；对九种易混淆的"参"，从基源、性状、功能主治和性味归经等方面进行了比较，对人参的神奇功效进行了科学阐述。

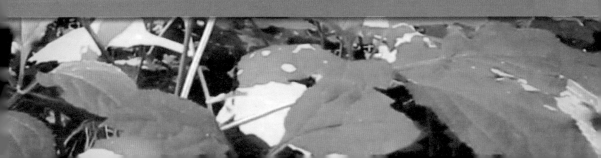

第一章
人参的分类

市场上人参品类繁多，称谓各异，或本态浑朴天然，或包装精美华丽，形形色色，林林总总。人参大家族中究竟有哪些成员？它们是缘何得名？又是如何分类的呢？

一、按照产地国别分类

按照出产国家不同，可分为长白山人参、高丽参、俄罗斯人参等。

（一）长白山人参

长白山山脉自古就是人参的重要产地之一，也是目前我国被保存下来的唯一的人参道地产区，长白山人参位居"东北三宝"之首。据史料记载，晋朝时期高句丽就曾向中原朝贡人参，距今已有1700多年历史。

《中国新本草图志》载："今日之人参，大抵产于东三省之东部，而以长白山为其主脉，故以广义名之，可概称之曰长白山人参，但现在参商名之曰：奉天人参、吉林人参、辽东大力参、牛庄参、关东参，盖以产地区别之耳。辽宁、吉林省中长白山所过之处颇多，产参之县非一。查产额之多而名之著者……以吉林省各地所产者为最著，品质亦较为纯良也。"长白山野山参以其外形优美灵秀，气微香，效力洪，被誉为人参中珍品。2002 年 12 月，原国家质检总局批准"吉林长白山人参"为国家地理标志产品。

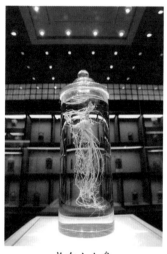

长白山人参

（二）高丽参

高丽参，别名朝鲜参、韩国参、别直参（一般特指朝鲜半岛产的红参），主要是指产自朝鲜半岛的人参。

高丽参从植物种属上与长白山人参同宗同源，故而外观形态上相差不大。市场上流通的高丽参一般都经过不同的加工方法处理，比如高丽红参、高丽白参、高丽参精等。

韩国对高丽红参产品有着严格的选材要求，通常选用 6 年生的园参，采取独特的炮制工艺，加之精美的包装和成功的营销策划，在国际上享有很高声誉。韩国高丽红参分为天、地、良、切四个等级。天参为一级品，地参为二级品，良参为三级品，切参为四级品。有研究表明，中国红参（人参的蒸制品）与高丽红参在内在成分含量方面没有明显差异；药理方面的研究也表明，我国人参与高丽参在相同剂量下的作用相近。

（三）俄罗斯人参

俄罗斯人参，即为产自俄罗斯的人参，主要产自俄罗斯远东地区，与长白山人参、高丽参同宗同源，功效主治与长白山人参相同。

由于俄罗斯地区林地土质较长白山腐殖质层深厚，风化石砾少，所以芦比较多，芦上的纹理也很明晰，主体皮白细嫩，参体憨笨，个头大，芦长且直，体长，须长，国际市场上也被当作野山参销售。

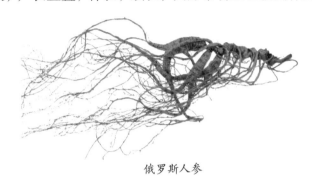

俄罗斯人参

二、按照栽培方式分类

人参在没有人工种植之前只有一类，即野生人参，古代医药典籍中收载的人参都是指野生人参。目前，野生人参资源极为稀少，市场上的人参主要来源于人工种植。韩国、朝鲜、日本及俄罗斯均有种植人参的记载，我国是人工种植人参最早的国家之一，也是目前人工种植人参面积最大、产量最多的国家。

按照栽培方式不同，可将人参分为野山参（林下山参）、移山参、园参等三大类。

（一）野山参（林下山参）

野山参，是指播种后自然生长于深山密林15年以上的人参。《中国药典》称为"林下山参"，习称"籽海"，民间也称"林下籽货"

或"籽货"。

　　按照参农经验，生长15年以上的林下山参，其地下根部的形态与野生人参相似，即使行家里手也很难分辨。参龄短些的林下山参具有皮色嫩白、体胖、纹稀疏而浮浅、须根直立细长、柔韧性好等特点。林下山参有极高的药用价值，相较于园参而言，林下山参温燥之性较弱，而在"大补元气、轻身延年"功效上更佳，其年限越长，药效越强，价值越高。

　　由于林下山参品质优良，价值高，市场上以劣充优、以假乱真的现象时有发生。比如：林下池床籽、林下山参趴货等，生长过程都经历了在池床中人工催肥增重的过程，与真正的林下山参有明显的不同。趴货一般主体比较长，须较多，珍珠疙瘩不明显，整体呈扇形平面体。

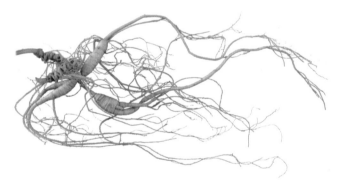

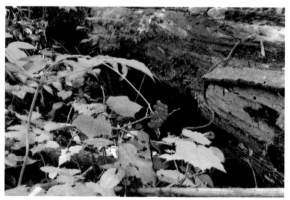

野山参及其生长环境

（二）移山参

移山参，是指移栽在山林中具有野山参部分特征的人参（国家标准《移山参鉴定及分等质量》GB/T 22532-2015）。移山参生长年限也为15年以上，与林下山参最大的区别就是生长过程中是否经历过移栽。

移山参主要包括觅货、池底参两种类型。觅货是指将野生人参小苗或池床中的园参小苗、籽趴小苗等移栽到山林中培育，多年以后再挖出的人参。觅货也称为趴货，人们将野山参苗的移栽参称为"山趴"或"山参趴货"；普通园参小苗的移栽参称为"林趴"，又有"小栽子上山""老栽子上山"之称，主要是移栽的参苗参龄不同。池底参是在园参收货后，遗留在池床中自然生长若干年的人参。

不同的参苗和移栽方式造成了移山参品质参差不齐，市场上的混淆品非常多，需要仔细鉴别。移山参外貌特征主要通过芦头和主根来鉴别，由于移植后改变了原来的位置和方向，芦头出现拐弯，比野山参芦头短，主根长。

虽然人工林下仿生栽培模式种植周期长、产量低，但由于不用砍伐树木和遮阴处理，能够保护生态环境，降低成本，该种植模式也被积极提倡。目前，大力发展非林地栽参以及开展林下仿生栽培模式是促进人参种植产业发展的有效途径。

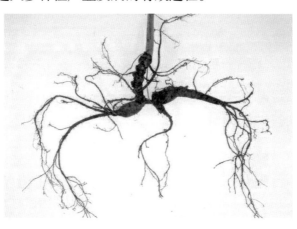

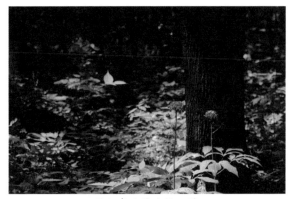

移山参及其生长环境

（三）园参

园参是指人工栽培管理的人参。栽培方式主要有两种：一种是伐林栽参，在山上伐林，清根，修池床种植。这种种植方式对森林资源和生态环境的破坏性极大，已受到国家严格控制；另一种是农田栽参，就是利用种植大田作物的农田来栽培人参。这种种植方式便于实行田园化、机械化、水利化和标准化管理，因此很大程度上增强了抗自然灾害的能力，为人参生长发育创造了更加适宜的条件，也是获得高产的重要因素。

园参可分为普通园参、边条参、石柱参等。

普通园参即为人工种植培育而成的人参，一般育苗2～3年，移栽3～4年，6年后收获做货。主要分为大马牙和二马牙等栽培品种。普通园参芦头、根形粗短，须多，产量高。

边条参主要种植于吉林省集安市，主要特点是"三长"，即脖长、腿长、主根长，一般种植6年以上采收，是集安新开河流域的道地特色品种。

石柱参也称"柱参"，主要产于辽宁宽甸石柱子地区。石柱参分为园芦、竹节芦、线芦、草芦四个品系。具有芦长、体灵、皮老纹深、皮条须等特点，体型酷似野山参。

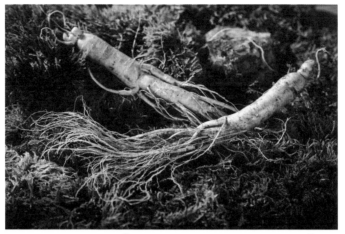

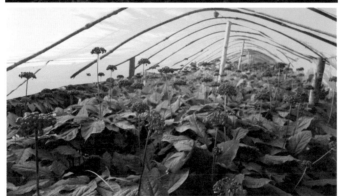

园参及其生长环境

三、按照加工方式分类

　　随着人参加工和炮制方法的不断革新，人参产品种类愈加繁多，不同的加工方法赋予了人参更广泛的应用价值，也派生出了不同的人参商品名。人参常用的炮制方法有切片、焙制、蜜制、蒸制、糖制等，由于所用辅料和炮制方法不同，炮制过程中发生理化变化，导致有效成分的含量、种类、比例均发生变化，在药理活性和临床应用上有很大区别。

目前，在市场上流通的商品人参，主要有以下几种：

（一）生晒参

生晒参主要以野山参（林下山参）、园参为原料，洗净后经晒干或低温烘干而得，有全须生晒参和生晒参两类（根据有须、无须区分）。生晒参的加工流程主要包括5道工序：选参、洗参、下须（全须生晒参不需下须）、烘干、绑须。生晒参在加工过程中除了失去水分和部分挥发性物质外，由于酶类物质受到温度变化而活性增强，会分解人参中的部分有效成分。

市场上常见的生晒参商品有生晒参、白干参、白直须、白弯须、白混须、生晒参片、生晒参粉等。

性味：味甘、微苦，性偏温。

归经：归心、脾、肺经。

适宜人群：体质虚弱、气血不足者。

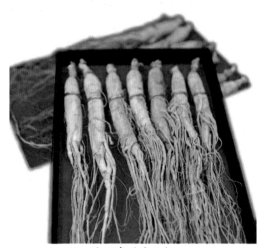

生晒参（产品）

（二）红参

红参是人参的蒸制品。通常以体长、形美、浆足的优质鲜人参为原料，经刷洗、净制后，上笼屉蒸2～3小时，皮呈半透明状为宜，取出晾晒、烘干而成。

红参按照参主根的长短，分为普通红参和边条红参两大类。普通红参主要以"大马牙""二马牙"鲜园参为原料加工而成。边条红参以栽培 5 年以上的边条鲜参为原料。

常见的红参加工品种有：普通红参、边条红参、全须红参、红参须、红参芦、模压红参、红参片、红参粉等。

红参在蒸制过程中，因为热处理会造成人参成分发生变化。从功效上说，生晒参偏于补气生津；红参蒸制后，味甘而厚，偏于温补，适用于老年人、女子经少或宫冷不孕者服用，而且适宜秋、冬季节服用。

性味：味甘、微苦，性偏温。

归经：归心、脾、肺经。

适宜人群：气弱阳虚者。

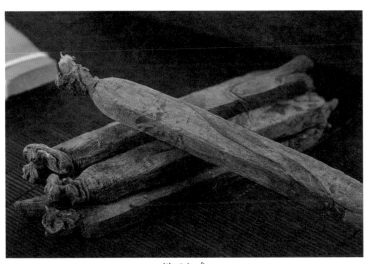
模压红参

（三）蜜制人参

蜜制人参是以产于长白山地区的鲜人参或红参，加入蜂蜜精制而成。其营养丰富、滋补保健效果好，相比于其他人参制品具有香甜适口、服用方便的优势，是融保健和美食为一体的人参制品。

性味：味甘、性平。

归经：归心、脾、肺经。

适宜人群：益气温中，补而不燥，适合中老年人日常进补。

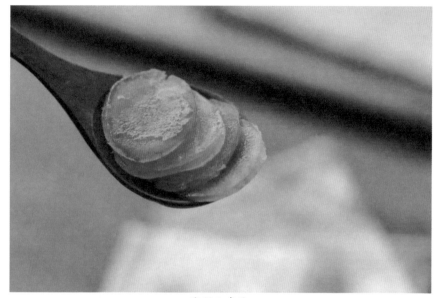

蜜制人参片

（四）大力参

大力参又称为烫通参或烫参，是将鲜人参蒸制而成，一般选用4～5年的直生根人参为原料，质地要好于生晒参。我国长江以南地区食用大力参者较多。其外皮类似生晒参，肉质类似红参，是介于生晒参和红参之间的一个品种。

性味：味甘、微苦，性微温。

归经：归心、脾、肺、肾经。

适宜人群：与红参接近。

（五）保鲜人参

以优质人参为原料，通过化学、物理、生物、冷冻等保鲜技术达到延长人参保鲜贮存时间的一类人参制品。通常以林下山参、园参的鲜品为原料。保鲜参具有鲜参的优良品质，适用于泡酒、烹制菜肴等。具有食用方便、利于吸收等特点，老幼皆宜。

性味：味甘、微苦，性平。

归经：归心、脾、肺、肾经。

适宜人群：与鲜人参接近，性味更为平和，适合日常进补。

（六）活性参

活性参又称"冻干参"，是以鲜人参为原料，将人参洗净、整形，采用真空冷冻和低温干燥技术加工而成的人参制品。因加工过程中没有破坏人参中的酶、蛋白质、核酸等不耐热物质，充分保留了人参的有效营养成分及其生物活性，故被称为"活性参"。采用这种方法加工的人参，洁白美观，色泽自然，但其质轻易碎，易吸潮，不利于运输、储存，需加特殊包装。

性味：味甘、微苦，性平。

归经：归心、脾、肺、肾经。

适宜人群：与保鲜参基本相同。

（七）糖参

糖参是将人参浸糖加工而成，由于外表沾满霜雪似的白色结晶体，使之更显洁白，故称之为"糖参"，又称"白糖参"。通常以浆气不足、不适于加工红参的鲜参为原料，洗刷干净，经焯煮（热水浸泡10分钟左右）、排针和顺针、浸糖、晒干或烘干等工序加工而成。糖参加工工艺烦琐，有效成分损失严重，且运输、贮存容易吸潮、污染，夏季易霉变，冬季易"烊化"返糖，致使使用受限，产量很少。

性味：味甘、性平。

归经：归心、脾、肺经。

适宜人群：适合日常进补。

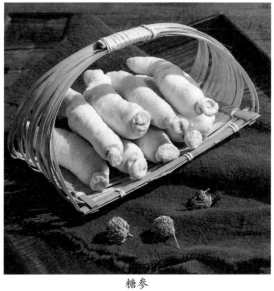

糖参

（罗浩铭　张书伟）

第二章
人参的鉴别

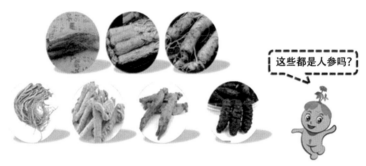

这些都是人参吗?

　　除上章所述,市售可见多种带有"参"字的中药材和健康产品,如西洋参、太子参、党参等。它们是人参吗?功效是否相近?普通消费者进行区分识别的要点有哪些呢?

一、不同种类人参的鉴别

(一)野山参(林下山参)

　　鉴别野山参有"五形六体"之说。五形一般是指"芦、艼、纹、皮、须";六体是指"灵、笨、老、嫩、横、顺"。广为流传的鉴别口诀是"芦碗紧密相互生,圆膀圆芦枣核艼。紧皮细纹疙瘩体,须似皮条长又清。珍珠点点缀须下,具此方是野山参"。

1. 芦

人参的地下茎，也称"芦头"，是判定参龄的重要部位，也是鉴别品种的重要依据。由于人参品类及生长环境的复杂多样性，人参的芦也有不同类型。

野山参芦头细长，通常弯曲，可分为 2 段或 3 段以上。把紧接主根的那段相对细长呈圆柱状的脖子称为 "圆芦"，这是野山参的重要标志，参龄一般在 20 年以上才能形成圆芦。其上有疙瘩状芦碗浅痕。

圆芦上端是"堆花芦"，其上螺旋排列着芦碗，芦碗紧密，状如"堆花"，故名"堆花芦"。

堆花芦上部的一段芦，芦碗较大，状如马牙，称"马牙芦"。人们通常说的大马牙芦、二马牙芦等都是根据芦碗认定的。

此外，还有竹节芦、缩脖芦、后憋芦、雁脖芦、钉子芦、排花芦、线芦、顶花芦、马蹄芦、子母芦、多头芦等不同形态的芦头。

当同时具有圆芦和堆花芦或堆花芦和马牙芦的根茎，称为"二节芦"；同时具有圆芦、堆花芦和马牙芦的根茎，称"三节芦"。

2. 芋

芋是指生长在人参芦头上的不定根（或称为次生根），多集中在芦头中上部。芋的数量、大小、方向等呈现了人参生长过程中环境因素及人为因素诸多变化信息。比如毛毛芋、顺长芋、枣核芋、蒜瓣芋等。其中，有枣核芋的野山参形态最美，是五形美之一。

当人参在生长过程中遭遇到鼠咬或其他病虫侵害，致使主根损伤腐烂，芋继续生长代替了主根，经若干年后也形成纹，这样的参叫"芋变山参"或"芋变"。

3. 纹

纹即主根上形成的纹理，这是人参的收缩特性产生的特有形态。

野生人参在主根（主体）肩部有细密、均匀而深的环纹，如同铁丝捆绑勒出，俗称铁线纹。铁线纹具有深、密、细的典型特征，尤其在横灵体野生人参上体现得尤为明显。

在圆芦基部与主体的连接处，明显凹陷的环纹称为缢缩痕。缢缩痕的深浅也可以为野山参的鉴定提供一定的信息。野山参缢缩痕深而明显，而栽培人参缢缩痕不明显。

人参的环纹从肩部一直延伸到主根下部，夹有粗纹、浮纹、断纹等，业内称"跑纹"。

4. 皮

皮是指主根外层的表皮部分。

老皮，主根表面略显凹凸不平，皮色偏深，呈老黄色，是人参够老的显著特征。

嫩皮，主根表面整体圆润光洁，色白脆弱，是年幼人参的特征。

野山参的特点是：紧皮细纹，皮色细腻，环纹清晰；皮色为黄色、金黄色、锦色发亮；纹生在肩膀上。

5. 须

人参须根是生长在人参主根、支根和参芋上的须根。须，支根上生长的较细的根。《移山参鉴定及分等质量》（GB/T 22532–2015）中只提到一种须，即皮条须，是野山参腿上生长的细长、柔韧性强、有弹性、珍珠疙瘩明显的须根。这是野山参与园参的明显区别，园参没有皮条须。

6. 体

体是人参主根和支根的总称。其中延长的支根又称为腿。体是鉴别人参野性的最主要部位。根据体的不同形态，分为六体：横体、顺体、灵体、笨体、老体、嫩体。其中横体与灵体常合称为横灵体，顺体与笨体合称为顺笨体。

灵体，或叫横灵体，也称为武体，形如元宝形或菱角状，呈两条腿明显分开的体。这种人参体态玲珑秀美，两腿分裆自然，芦、枣核艼、纹、皮条须都十分漂亮，是为上品。包括菱角体、跨海体、疙瘩体、过梁体、短柱体、坐桩体等。

顺体，主根顺长，一般是单腿；笨体，指体态呆笨，无小巧玲珑感，参体多腿，腿多无形。

老体和嫩体是指人参质地老嫩而言，是野山参年老的重要特征。从断面上看如同面包片，上有蜂窝状小孔，一捏有海绵状的感觉。这是由于老体的人参根中淀粉含量少、参浆不饱和的缘故。

（二）移山参

移山参年限多集中在 15 ～ 20 年，生长环境属于半野生环境，在生长过程中，由于清林、放阳、除草、摘蕾等人为的干预，生长速度比野生人参也快得多。

移山参体态偏胖，以横灵体、顺笨体常见；多见二节芦（圆芦加马牙芦），少三节芦；皮色多为黄白色，细腻，但随着参龄延长，皮色也会逐渐变黄；须的特点是立体状的根须，根须柔韧性虽逊于野山参，但远比趴货、园参的柔韧性强得多。

（三）园参

园参的基本特征为芦头粗短、直挺；主根圆柱形顺体较长，肥胖，质地沉实；支根多，末端多分支；横纹稀疏，且不连续；表皮粗糙不光滑，无光泽；须根粗短、脆嫩，形似扫帚，珍珠疙瘩少。

二、容易被混淆的九种"参"

中药材里有一些名字带有"参"字的药材，易与人参混淆。下面就从基源、性状、功能主治和性味归经等方面，对《中国药典》中的人参、西洋参、党参、太子参、北沙参、南沙参、玄参、丹参、苦参进行比较。

（一）人参

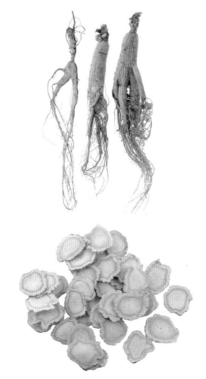

基源：五加科植物人参的干燥根和根茎。

性状：主根呈纺锤形或圆柱形，长 3 ~ 15 厘米，直径 1 ~ 2 厘米。表面灰黄色，上部或全体有疏浅断续的粗横纹及明显的纵皱纹，下部有支根 2 ~ 3 条，并着生多数细长的须根，须根上常有不明显的细小疣状突出。根茎（芦头）长 1 ~ 4 厘米，直径 0.3 ~ 1.5 厘米，多拘挛而弯曲,具不定根(芐)和稀疏的凹窝状茎痕(芦碗),质较硬,断面淡黄白色,显粉性,形成层环纹棕黄色,皮部有黄棕色的点状树脂道及放射状裂隙。香气特异,味微苦、甘。

或主根多与根茎近等长或较短,呈圆柱形、菱角形或人字形,长1～6厘米。表面灰黄色,具纵皱纹。上部或中下部有环纹。支根多为2～3条,须根少而细长,清晰不乱,有较明显的疣状突起。根茎细长,少数粗短,中上部具稀疏或密集而深陷的茎痕。不定根较细,多下垂。

功能:大补元气,复脉固脱,补脾益肺,生津养血,安神益智。

主治:用于体虚欲脱,肢冷脉微,脾虚食少,肺虚喘咳,津伤口渴,内热消渴,气血亏虚,久病虚羸,惊悸失眠,阳痿宫冷。

性味:甘、微苦,微温。

归经:归脾、肺、心、肾经。

(二)西洋参

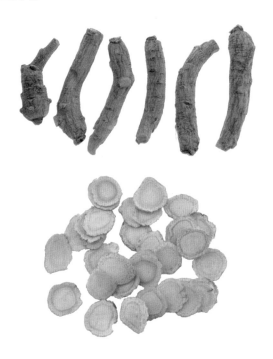

基源：五加科植物西洋参的干燥根。

性状：呈纺锤形、圆柱形或圆锥形，长 3 ~ 12 厘米，直径 0.8 ~ 2 厘米。表面浅黄褐色或黄白色，可见横向环纹和线形皮孔状突起，并有细密浅纵皱纹和须根痕。主根中下部有一至数条侧根，多已折断。有的上端有根茎（芦头），环节明显，茎痕（芦碗）圆形或半圆形，具不定根（芋）或已折断。体重，质坚实，不易折断，断面平坦，浅黄白色，略显粉性，皮部可见黄棕色点状树脂道，形成层环纹棕黄色，木部略呈放射状纹理。气微而特异，味微苦、甘。

功能：补气养阴，清热生津。

主治：用于气虚阴亏，虚热烦倦，咳喘痰血，内热消渴，口燥咽干。

性味：甘、微苦，凉。

归经：归心、肺、肾经。

（三）党参

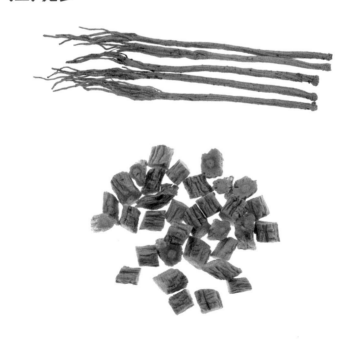

基源：桔梗科植物党参、素花党参或川党参的干燥根。

性状：党参呈长圆柱形，稍弯曲，长 10 ~ 35 厘米，直径 0.4 ~ 2 厘米。表面黄棕色至灰棕色，根头部有多数疣状突起的茎痕及芽，每个茎痕的顶端呈凹下的圆点状；根头下有致密的环状横纹，向下渐稀疏，有的达全长的一半，栽培品环状横纹少或无；全体有纵皱纹及散在的横长皮孔样突起，支根断落处常有黑褐色胶状物。质稍硬或略带韧性，断面稍平坦，有裂隙或放射状纹理，皮部淡黄白色至淡棕色，木部淡黄色。有特殊香气，味微甜。

素花党参（西党参）长 10 ~ 35 厘米，直径 0.5 ~ 2.5 厘米。表面黄白色至灰黄色，根头下致密的环状横纹常达全长的一半以上。断面裂隙较多，皮部灰白色至淡棕色，木部淡黄色。

川党参长 10 ~ 45 厘米，直径 0.5 ~ 2 厘米。表面灰黄色至黄棕色，有明显不规则的纵沟。质较软而结实，断面裂隙较少，皮部黄白色，木部淡黄色。

功能：健脾益肺，养血生津。

主治：用于脾肺气虚，食少倦怠，咳嗽虚喘，气血不足，面色萎黄，心悸气短，津伤口渴，内热消渴。

性味：甘，平。

归经：归脾、肺经。

（四）太子参

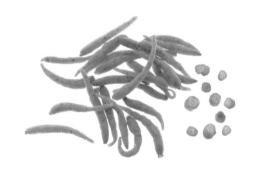

基源：石竹科植物孩儿参的干燥块根。

性状：本品呈细长纺锤形或细长条形，稍弯曲，长 3 ～ 10 厘米，直径 0.2 ～ 0.6 厘米。表面灰黄色至黄棕色，较光滑，微有纵皱纹，凹陷处有须根痕。顶端有茎痕。质硬而脆，断面较平坦，周边淡黄棕色，中心淡黄白色，角质样。气微，味微甘。

功能：益气健脾，生津润肺。

主治：用于脾虚体倦，食欲不振，病后虚弱，气阴不足，自汗口渴，肺燥干咳。

性味：甘、微苦，平。

归经：归脾、肺经。

（五）北沙参

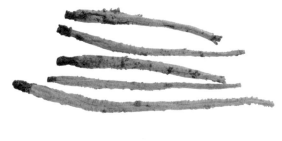

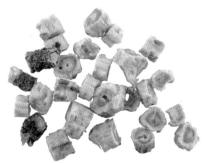

基源：伞形科植物珊瑚菜的干燥根。

性状：呈细长圆柱形，偶有分枝，长 15 ～ 45 厘米，直径 0.4 ～ 1.2 厘米。表面淡黄白色，略粗糙，偶有残存外皮，不去外皮的表面黄棕色。全体有细纵皱纹及纵沟,并有棕黄色点状细根痕;顶端常留有黄棕色根茎残基;上端稍细,中部略粗,下部渐细。质脆,易折断,断面皮部浅黄白色,木部黄色。气特异,味微甘。

功能:养阴清肺,益胃生津。

主治:用于肺热燥咳,劳嗽痰血,胃阴不足,热病津伤,咽干口渴。

性味:甘、微苦,微寒。

归经:归肺、胃经。

(六)南沙参

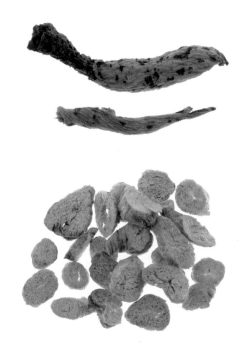

基源:桔梗科植物轮叶沙参或沙参的干燥根。

性状:呈圆锥形或圆柱形,略弯曲,长 7 ~ 27 厘米,直径 0.8 ~ 3 厘米。表面黄白色或淡棕黄色,凹陷处常有残留粗皮,上部多有深陷横纹,呈断续的环状,下部有纵纹及纵沟。顶端具 1 或

2个根茎。体轻，质松泡，易折断，断面不平坦，黄白色，多裂隙。气微，味微甘。

功能：养阴清肺，益胃生津，化痰，益气。

主治：用于肺热燥咳，阴虚劳嗽，干咳痰黏，胃阴不足，食少呕吐，气阴不足，烦热口干。

性味：甘，微寒。

归经：归肺、胃经。

（七）玄参

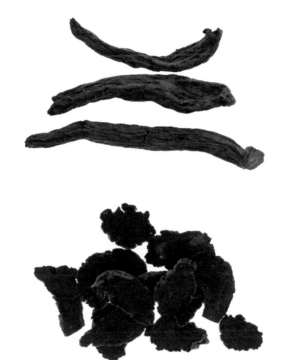

基源：玄参科植物玄参的干燥根。

性状：呈类圆柱形，中间略粗或上粗下细，有的微弯曲，长6～20厘米，直径1～3厘米。表面灰黄色或灰褐色，有不规则的纵沟、横长皮孔样突起和稀疏的横裂纹和须根痕。质坚实，不易折断，断面黑色，微有光泽。气特异似焦糖，味甘、微苦。

功能：清热凉血，滋阴降火，解毒散结。

主治：用于热入营血，温毒发斑，热病伤阴，舌绛烦渴，津伤便秘，骨蒸劳嗽，目赤，咽痛，白喉，瘰疬，痈肿疮毒。

性味：甘、苦、咸，微寒。

归经：归肺、胃、肾经。

（八）丹参

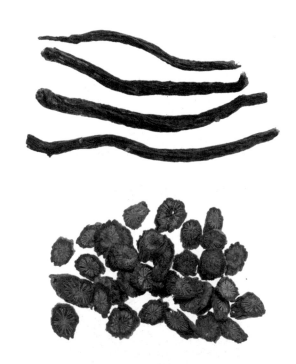

基源：唇形科植物丹参的干燥根和根茎。

性状：根茎短粗，顶端有时残留茎基。根数条，长圆柱形，略弯曲，有的分枝并具须状细根，长 10～20 厘米，直径 0.3～1 厘米。表面棕红色或暗棕红色，粗糙，具纵皱纹。老根外皮疏松，多显紫棕色，常呈鳞片状剥落。质硬而脆，断面疏松，有裂隙或略平整而致密，皮部棕红色，木部灰黄色或紫褐色，导管束黄白色，呈放射状排列。气微，味微苦涩。

栽培品较粗壮，直径0.5～1.5厘米。表面红棕色，具纵皱纹，外皮紧贴不易剥落。质坚实，断面较平整，略呈角质样。

功能：活血祛瘀，通经止痛，清心除烦，凉血消痈。

主治：用于胸痹心痛，脘腹胁痛，癥瘕积聚，热痹疼痛，心烦不眠，月经不调，痛经经闭，疮疡肿痛。

性味：苦，微寒。

归经：归心、肝经。

（九）苦参

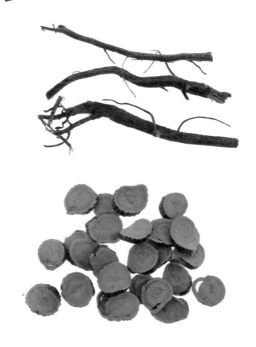

基源：豆科植物苦参的干燥根。

性状：呈长圆柱形，下部常有分枝，长10～30厘米，直径1～6.5厘米。表面灰棕色或棕黄色，其纵皱纹和横长皮孔样突起，外皮薄，多破裂反卷，易剥落，剥落处显黄色，光滑。质硬，不易折断，断面纤维性；切片厚3～6毫米；切面黄白色，具放射状纹理和裂隙，有的具异型维管束呈同心性环列或不规则散在。气微，味极苦。

功能：清热燥湿，杀虫，利尿。

主治：用于热痢，便血，黄疸尿闭，赤白带下，阴肿阴痒，湿疹，湿疮，皮肤瘙痒，疥癣麻风；外治滴虫性阴道炎。

性味：苦，寒。

归经：归心，肝、胃、大肠、膀胱经。

（越皓　熊杰　夏伟）

第三章
人参的功效

人参有"千草之灵、百药之长"的美称，具有大补元气、复脉固脱、补脾益肺、生津养血、安神益智等神奇的功效。

一、人参大补元气

据《神农本草经》《本草经集注》《新修本草》《证类本草》等诸多中医典籍记载，人参的主要功效是"大补元气"。

元气，又名原气、真气，始记于《黄帝内经》，"元气亏虚是百病之源，正气存内、邪不可干，邪之所凑、其气必虚"。元气乃人类生命的源泉，是人体的根本，五脏之气，皆称元气。

元气是否充足，不仅与先天之精所化之气有关系，还与后天之气和自然界清气的滋养补充有关系。若元气受损就会患病，表现出各种虚弱症状，需要补元气来进行治疗。

由元气亏损导致的疾病都可以用人参来治疗与调养。现代药理研究表明，人参主要通过抗休克、抗疲劳以及对中枢神经系统和心血管系统的作用，来发挥"大补元气"的功效。

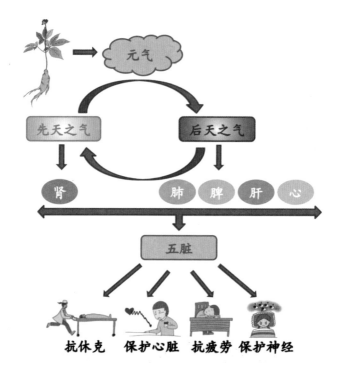

抗休克　保护心脏　抗疲劳　保护神经

（一）抗休克作用

休克是临床常见的危重症，往往继发于感染、外伤、大出血、心衰、过敏和精神刺激等，中医将其归于"阳气暴脱"。

人参的抗休克研究主要集中在人参皂苷上。常用方剂如人参四逆汤、参附汤等。

研究发现，人参的根茎皂苷对内毒素休克有回升平均动脉压、恢复内生肌酐清除率和肾血浆流量的作用，从而能缓解休克时的肾衰；人参的茎叶皂苷能调节休克时肾上腺皮质系统、减少休克晚期皮质醇和醛固酮的分泌，从而起到抗休克的作用。

皂苷单体的抗休克研究主要集中在人参皂苷 Re 上。在失血性休克、胰岛素性休克和烫伤性休克中，人参皂苷 Re 能显著提高休克时的收缩压、舒张压和平均动脉压，减轻休克后心、肝和肾脏的形态学损伤，降低休克的死亡率，延长存活时间。

（二）抗疲劳作用

临床研究发现，青少年滑雪运动员在连续服用人参 8 周后，对高强度运动引起的疲劳有显著恢复作用。

目前，对人参皂苷单体在抗疲劳方面的研究广泛，如人参皂苷 Rb 可以减轻术后疲劳综合征，降低中枢炎症引发的中枢性疲劳；人参皂苷 Rg3 能促进成肌分化，提高骨骼肌细胞的线粒体能量供给效力，加快自由基清除；人参皂苷 CK 通过抗氧化作用增强骨骼肌的抗疲劳能力，进而减轻疲劳度。

研究还发现，人参蛋白能减少血清乳酸并增加糖原储备，提高机体运动能量来源，抵抗疲劳。

（三）保护血管和神经作用

人参能大补元气，用于复脉固脱，这与其对心血管系统的保护作用密切相关。

临床研究发现，人参对冠心病、心力衰竭、心律失常和心绞痛等多种心血管疾病有确切疗效。常应用于心血管中成药制剂中，如麝香保心丸、振源胶囊、参松养心胶囊、参麦注射液等。

研究还发现，人参总皂苷能够促进心肌细胞和神经细胞（依靠有氧呼吸产能）的线粒体功能、改善缺血再灌注条件下心肌和神经细胞的损伤和细胞凋亡[1]，其中人参皂苷 Rc 作用效果最为显著。

二、人参延年益寿

人类对于"长生不老"的探寻几乎与人类文明历史并驾齐驱。

---

[1] 凋亡：指为维持内环境稳定，由基因控制的细胞自主的有序的死亡。

而现代医学概念中，人们早已不再迷信长生不老的神话，取而代之的是以"增加生命长度和提高生命质量"为目标的科学健康衰老。

人参的延年益寿功效，独魁群草。现代医学研究证明，人参具有良好的抗衰老、抗氧化功效。

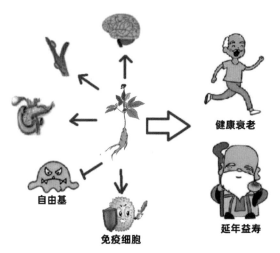

自由基　免疫细胞　健康衰老　延年益寿

（一）抗氧化作用

氧自由基的增加与老化过程密切相关。人参的活性成分是著名的抗氧化良药，可以提高肝、肾、心和肺中的抗氧化酶活性，减少氧化损伤。

预防性服用人参，可以减少酒精对肝造成的损伤，并降低体内氧化损伤的标志物浓度。还可通过降低氧化损伤产物水平，来保护肌肉免受急性运动引起的损伤。

研究人员在人参中发现多种多糖、皂苷、肽、脂肪酸等化合物，可以有效触发抗氧化酶活性，清除氧自由基，保护细胞免受活性氧的损伤。人参皂苷 Rb1 还可通过激活一些抗氧化相关通路，增加抗氧化相关产物的含量，对抗机体疲劳。

（二）延缓血管老化作用

衰老常常伴随着心血管功能和结构的复杂改变，主要表现为心脏轻微肥厚、对交感神经刺激的反应减弱、主动脉和弹性动脉变得扩张和僵硬、内皮功能障碍等。

人参可以通过抗氧化、抗心律失常、拮抗钙离子通道等，起到保护心脏的作用。除了对心肌细胞的影响外，人参的另一个心血管保护作用是内皮调节功能。内皮是血管的最内层，直接与血液接触，在心血管系统衰老过程中起着重要作用。儿童和年轻人的血管内皮规则且平滑，随着年龄的增长，内皮层开始出现异型细胞并迁移增厚。这种增厚不仅导致动脉弹性和顺应性降低，还导致管腔变小，进一步增加了血流阻力。而人参可以维持一氧化氮生成，一定浓度的一氧化氮可以维持血管舒张，减低肺动脉高压等，改善血管张力。

（三）免疫调节作用

机体的衰老与免疫系统功能退化有着密切关系。慢性炎症是导致衰老以及诱发与年龄相关疾病的主要危险因素，尤其是低度的、尚未解决的分子炎症。

人参作为一种免疫调节剂，对免疫系统的调节是双向的，一方面可以增加免疫系统的防御能力，另一方面可以加强免疫系统的识别能力。

研究表明，在过敏性皮炎等炎症性皮肤病中，人参可以抑制人皮肤成纤维细胞中促炎细胞因子[1]的分泌，还可以抑制运动性肌肉损伤和炎症反应。人参可显著增加自然杀伤细胞[2]的活性，增强外周血细胞的吞噬活性。人参可以刺激腹腔巨噬细胞，产生具有免疫调节功能的细胞因子来提高免疫力，并对低剂量抗原免疫后的一次

---

[1]　细胞因子：是免疫原、丝裂原或其他刺激剂诱导多种细胞产生的低分子量可溶性蛋白质，具有调节固有免疫和适应性免疫、血细胞生成、细胞生长以及损伤组织修复等多种功能。

[2]　自然杀伤细胞：是机体重要的免疫细胞，不仅与抗肿瘤、抗病毒感染和免疫调节有关，而且在某些情况下参与超敏反应和自身免疫性疾病的发生。

抗原反应有明显的增强效应，对高剂量抗原免疫后的一次抗体反应也有轻微的增强效应。人参还能显著增强机体的非特异性免疫能力，并调节机体紊乱的免疫功能。

（四）神经系统及运动机能衰老保护作用

记忆障碍被认为是衰老最主要的表现之一。多项研究表明，人参具有改善记忆的潜在机制，可以通过抗炎功效来减缓记忆衰退。人参皂苷 Rg1 和 Rb1 可以显著增加神经递质胆碱能活性，改善记忆和学习能力。

运动功能紊乱是衰老的一种主要表现。人参提取物可以通过减少心肌细胞蛋白质的表达、脂质过氧化和炎症因子的释放，保护骨骼肌免受过度运动造成的损伤。同时，人参还可以抑制机体自发活动，增强睡眠质量，并有提高全身兴奋性的作用，能够增强身心活动能力，缓解疲劳，对运动机能衰老具有延缓作用。

（五）延缓内分泌机能衰退作用

内分泌系统由下丘脑、垂体 [1]、肾上腺 [2] 和甲状腺等组成，是维持机体内环境最重要的功能轴，参与机体衰老的调控。衰老与下丘脑和垂体功能衰退有着密切的联系。人参粗提物和人参总皂苷对下丘脑 – 垂体 – 肾上腺功能轴具有良好的调节作用，不仅可以恢复肾上腺皮质功能，维持机体的正常运转，还对年龄增长带来的垂体 – 肾

---

[1]　垂体：位于丘脑下部的腹侧，为一卵圆形小体；是人体最重要的内分泌腺，分前叶和后叶两部分。它分泌多种激素，如生长激素、促甲状腺激素、促肾上腺皮质激素、促性腺素、催产素、催乳素、黑色细胞刺激素等，还能够贮藏并释放下丘脑分泌的抗利尿激素。这些激素对代谢、生长、发育和生殖等有重要作用。

[2]　肾上腺：肾上腺是人体相当重要的内分泌器官，由于位于两侧肾脏的上方，故名肾上腺。肾上腺左右各一，位于肾的上方，共同为肾筋膜和脂肪组织所包裹。左肾上腺呈半月形，右肾上腺为三角形。

上腺功能衰退具有恢复作用。

通常甲状腺会随着年龄的增长而缩小，并存在纤维化趋势。同时，由于甲状腺激素合成的速度降低，衰老伴随着甲状腺对碘的廓清率[1]逐渐减低。口服人参可以恢复衰老伴随的甲状腺功能的降低，提高基础代谢水平。

三、人参急救"吊命"

古今医药典籍所载诸方中，仅一味药自成一方，且能救人于垂绝者，只有人参。在含有人参的处方中，独参汤是最简单、最普及的只用一味人参的单行方剂，在急危重症的治疗中，有不可替代的作用。常用于治疗心肌梗死、心源性休克、慢性心力衰竭、心搏骤停等急重症，也可用于治疗心律不齐、心绞痛等心脏疾病。

独参汤为单味人参水煎制而成。古籍中记载的人参均为野生山参，现今可用15年林下山参（野山参）替代，参龄越长效果越佳，其性纯、力强、味正，大补元气作用强。诸多研究表明，人参可以改善心肌代谢、增加心肌能量贮备，提高耐缺氧能力，增强心肌收缩力和心输出量，应用大剂量人参可更好地发挥补气固脱功效。

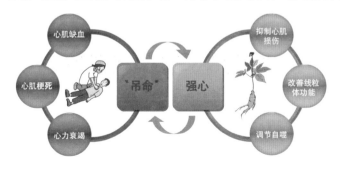

[1] 碘廓清率：通过碘的清除状况判断甲状腺功能的一项指标。

（一）强心作用

人参可增强心肌收缩力，增加冠脉流量，减慢心率。人参皂苷 Rg1 可以缓解谷氨酸脱氢酶失调，增加线粒体长度，减少线粒体碎裂的细胞数量，从而防止线粒体动力学的失衡，改善线粒体功能障碍，减少细胞凋亡，起到强心的作用。

（二）抗心肌缺血作用

人参皂苷可以改善和治疗心肌缺血以及心肌梗死。实验发现，人参三醇皂苷能够防止内皮细胞损伤，提高细胞活力，防止过度沉积，具有抗心肌缺血作用。人参皂苷 Re 能抑制心肌损伤，减轻心室重构，明显改善心肌缺血症状，对心肌缺血再灌注的炎性反应起到保护作用。

（三）抗脓毒症作用

人参皂苷 Rh1、Rk1 和 Rg5 能改善脓毒症组织中的炎性浸润、降低肺泡灌洗液中炎性因子的水平。人参皂苷 Rg1 可以提高自噬相关蛋白，引发细胞线粒体自噬，解除线粒体功能障碍，进而抑制人肝脏和原代肝细胞凋亡。人参皂苷 Rg3 能够通过降低自噬来保护脓毒症所致的脑损伤。

四、人参补肾强性

《灵枢·天年》中说，"人之始生……以母为基，以父为楯"。人体胚胎的形成，以母亲精血做基础、以父亲精血做遮蔽与捍卫，阴阳互用，促使其发育成长。中医学所说的精，又称精气，泛指人体内一切有用的液态精华物质。不仅包括父母给予的生命物质，称先天之精，还包括后天获得的水谷之精，称后天之精，同时也包括精的衍生物，例如血、津液、髓等。先天之精藏寓于肾，成为肾精的主体部分；后天之精输送到脏腑中，称为脏腑之精。先天之精在后天之精的滋养下合化为生殖之精，是形成胚胎、繁衍生命的根源，也是构成和维持人体生命活动的最基本物质。

人参常配以鹿茸、巴戟天、紫河车等药，温肾助阳、补肾填精，从而延缓人体的衰老，保持青春活力，维持男女性功能。现代研究表明，人参可以提高不孕不育患者精子与卵子的质量和数量，参与调控男女性功能和生育能力，对男女生殖的健康和生命的繁衍有着不可忽视的作用。

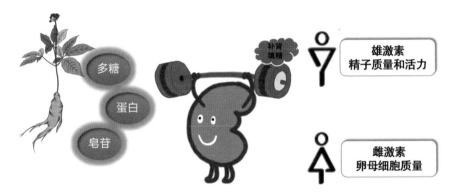

（一）改善男性生殖能力

多项临床研究已证实，人参可以促进精子发生，改善睾丸功能，提高精子质量和活力，对于少精子症、激素紊乱等都有一定疗效，具有改善男性生殖健康的功效。

1. 提高男性性激素水平

睾酮及其代谢产物 5- 二氢睾酮是两种最重要的雄激素，通过介导雄激素受体而发挥作用。人参对雄激素受体基因的表达和睾酮水平都具有明显的提高作用，说明人参能够维持雄激素受体的水平，保证雄激素的正常生理功能。

2. 提高精子质量和活力

人参可以激活胶质细胞衍生神经营养因子 [1] 来调节精子存活率和分化，也可以促进睾丸中环磷酸腺苷反应元件调节蛋白的表达来提高生精率。当少精子症患者与健康同龄男性进行比较时，使用人参有利于提高少精子症患者的精子密度和精子活力，还可以改善弱精子症患者的精子活力。

（二）维持女性卵巢功能

人参可补充女性体内气血阴阳之不足，改善雌激素水平，对卵巢有保护和滋补的作用，可延长卵巢寿命，更好维持女性身心健康。

1. 调控女性激素平衡

人参可通过调节垂体、肾上腺及性腺轴 [2]，发挥多种药效活性。人参能够调节女性机体激素的动态平衡，增加脂肪酸的消耗，产生能量，节省肌肉中糖的利用，给身体补充能量，同时增进代谢，有助于女性保持身材、恢复青春状态。

2. 促进卵母细胞 [3] 发育

卵母细胞成熟是胚胎发育和雌性生殖的重要过程，卵母细胞质量是提高女性生殖能力的重要因素。人参皂苷可促进卵母细胞成熟、改善卵母细胞质量，从而促进胚胎发育。人参皂苷 Rb1 可以降低卵

---

[1] 神经营养因子：是一类由神经所支配的组织（如肌肉）和星形胶质细胞产生的且为神经元生长与存活所必需的蛋白质分子。神经营养因子通常在神经末梢以受体介导式入胞的方式进入神经末梢，再经逆向轴浆运输抵达胞体，促进胞体合成有关的蛋白质，从而发挥其支持神经元生长、发育和功能完整性的作用。

[2] 性腺轴：是指性腺激素对于作用器官（靶器官）的反馈性调节作用，包括下丘脑 - 垂体 - 间质细胞轴的调节和下丘脑 - 垂体 - 曲细精管轴的调节。

[3] 卵母细胞：在卵子发生过程中进行减数分裂的卵原细胞。分为初级卵母细胞、次级卵母细胞和成熟的卵母细胞，它们分别是卵原细胞分化和 DNA 复制分裂后产生、第一次减数分裂和第二次减数分裂的产物。

母细胞氧化损伤，提高卵母细胞发育。

3. 改善卵巢功能，提高女性生育能力

《神农本草经》记载，人参可以"生津养血，温宫易孕"。《本草纲目》也记述了人参可以调理肾气，提高生育能力。现代药理研究表明，人参可通过抑制卵巢颗粒细胞凋亡，提高体内性激素水平，促进排卵，改善子宫、卵巢血供，增强子宫内膜容受性，进而提高妊娠率。人参皂苷 Rg1 可增强自噬水平，降低卵巢内活性氧攻击，有效地调节卵巢生理状况，延缓卵巢早衰。

五、人参安神益智

人参具有"安精神，定魂魄，止惊悸"之功效。利用现代科学来诠释"安神益智"的功效，主要包括调控睡眠、保护神经、提高学习及记忆力、改善神经退行性病变等。

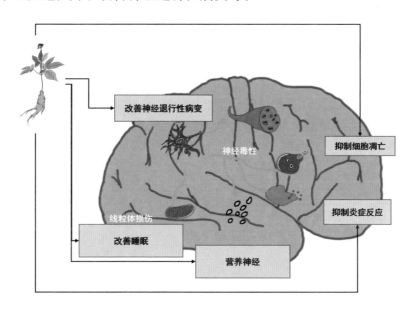

（一）调控睡眠作用

人参对于神经系统具有双向调控作用，对于兴奋性和抑制性神经均具有调控作用，从而能够发挥其稳定睡眠、提高日间精力的整体功效。目前，人参已在临床上用作治疗睡眠障碍的补充剂，有助于维持正常的睡眠节奏。

通过对人参调控睡眠的主要活性物质进行分离、比较和研究，发现人参糖蛋白具有镇静作用。人参皂苷 Rg5、Rk1 和 Rg1 可通过调节大脑中具有抑制性神经元的信号改善睡眠。人参皂苷 Rh1、Rh2 可缓解由于睡眠剥夺所导致的记忆障碍。

（二）保护神经作用

人参皂苷 Rb1 可以增加神经元细胞的存活率并改善神经突生长，保护海马[1] 神经元免受缺血性损伤，并延缓因短暂缺血导致的神经元死亡。同时，它对脑缺血性损伤能够发挥保护作用，抑制皮质神经元凋亡。人参皂苷 Rd 可通过多种机制改善缺血性中风引起的损伤，并延长神经细胞的存活时间，促进神经突生长，修复神经元。

（三）改善记忆与学习能力

人参皂苷 Rg1 可通过抗氧化和抗炎作用改善认知障碍。对于脂多糖和高脂饮食引起的认知障碍，人参皂苷 Rg1 和 Re 可帮助恢复学习和记忆能力。D- 半乳糖的长期使用会加速衰老，尤其是认知和运动机能的下降。人参皂苷 Rg1 可通过增加超氧化物歧化酶和谷胱甘肽过氧化物酶活性发挥抗氧化作用，改善 D- 半乳糖诱导的认知障碍。

---

[1]　海马：又名海马回、海马区、大脑海马，海马体位于大脑丘脑和内侧颞叶之间，属于边缘系统的一部分，主要负责短时记忆的存储转换和定向等功能。

（四）改善神经退行性病变

神经退行性疾病由一系列复杂的病因引起，并发展成一定程度的临床表现。这些疾病的特征是大脑特定疾病区域的病理变化和不同神经元亚群的退化。神经退行性疾病主要包括阿尔茨海默病、帕金森病、亨廷顿病和肌萎缩侧索硬化症。

人参皂苷 Rg1 能够显著改善大多数阿尔茨海默病动物模型的认知行为障碍。人参皂苷 Rb1、Rg2 和 Rg3 均可有效预防或延缓阿尔茨海默病的发展。人参皂苷 CK 可以诱导新生细胞的产生、增殖和存活。人参皂苷 Rf 能够在阿尔茨海默病发展过程中通过抗炎反应减少神经毒性和记忆力下降，改善认知障碍。

人参皂苷 Rg1 主要通过抗神经炎症、抗氧化和抗细胞凋亡作用，对帕金森病发挥潜在的神经保护功能。人参皂苷 Rb1 可通过改善帕金森病模型中的运动功能障碍，提高帕金森病模型中的空间学习和记忆缺陷。

人参皂苷可以保护亨廷顿病细胞模型中的神经元寿命。人参提取物可延缓肌萎缩侧索硬化症发病。人参皂苷 CK 可缓解血管性痴呆的认知缺陷。人参皂苷 Rg3、Rk1 和 Rg5 可减少神经细胞的死亡。

六、人参防治瘟疫

人参自古就被用于防治瘟疫。宋代《太平惠民和剂局方》中载方"人参败毒散"就是古代医家所研制来应对瘟疫时的一剂良方。根据明末清初医家喻昌在明崇祯十六年（1643 年）所著《寓意草》中关于人参败毒散的记载，古人发现用人参败毒散的药方，增加人参的用量，减少独活、前胡用量，熬制服用，治疗瘟疫效果极好。喻昌推此方为"治疫第一方"，也是"逆流挽舟"之法的代表方。

此外，《古今医案》瘟疫篇中也记载了诸多在治疗瘟疫过程中经常使用的含有人参的方剂，如人参白虎汤、生脉散、清暑益气汤、黄龙汤、小柴胡汤等。在新冠肺炎疫情期间，人参更是凭着"大补元气，扶正固本"的功效用于治疗重型和危重型病人，承担"回阳救逆"的重任，成为新冠病毒中医治疗处方中不可缺少的一味中药，挑起了中医药抗疫的大梁，是名副其实的"百草之王"。

（一）调节免疫作用

现代药理学研究表明，人参中的皂苷、多糖、蛋白、氨基酸等活性成分对于提高机体免疫能力具有积极作用。人参皂苷具有提高巨噬细胞吞噬功能、NK 细胞活性等，发挥免疫防御功能。人参多糖在炎症性模型和免疫抑制模型中都能发挥免疫调节的功能，在炎症或抑制的情况下对免疫系统稳态的维持有益。人参蛋白可通过增强巨噬细胞吞噬能力、释放免疫因子等方面增强巨噬细胞免疫活性，还具有增强小鼠细胞免疫、单核 – 巨噬细胞功能、增加免疫器官重量、耐缺氧、抗疲劳、抗氧化等作用。

（二）保护肺脏

人参皂苷对内毒素休克大鼠的肺损伤起到改善和保护作用。有关文献报道，人参皂苷 Rg5 可以改善脓毒血症引起急性肺损伤（ALI）时炎症反应从而发挥肺保护作用；人参皂苷 Rb1 具有清除由病毒诱导的肺损伤组织中自由基的作用，保护自由基对肺组织的氧化损伤；人参皂苷 Re 预处理可通过提高机体抗氧化、抗炎能力对肠缺血 / 再灌注所致肺损伤起到保护作用。

（三）抗脓毒症

人参皂甙 Rg1 通过降低血浆细胞因子水平、增加腹腔中性粒细胞数目、改善脓毒症免疫细胞数目下降趋势及凋亡率，从而降低脓毒症小鼠机体的细菌负荷，减轻脓毒症小鼠重要脏器（肝脏、肺脏）的损伤程度，最终提高脓毒症小鼠生存率，达到治疗脓毒症的目的。人参多糖可以改善脓毒症患者的免疫功能，调节炎症反应状态，缩短机械通气和使用升压药的时间，提高疗效。

（四）抗肺纤维化

病毒感染遗留的肺部纤维化是呼吸道传染病的主要后遗症。人参在抗纤维化方面的作用已经得到临床及实验研究证实，机制主要包括抑制炎症反应、抑制细胞 EMT、改善氧化应激反应、抑制胶原蛋白生成、调节细胞因子表达等。人参皂苷 Rb1 能够显著抑制肿瘤坏死因子 –α、白细胞介素 –6、IL–1β 等炎性因子的释放，进而缓解肺部炎症；人参皂苷 Rg3 能够通过促进成纤维细胞的迁移和增殖来减缓肺纤维化进程。此外，人参还可以通过改善器官纤维化中的氧化应激反应、调节 TGF–β1、Smad 2 和 Smad 3 等细胞因子表达、抑制胶原蛋白过度沉积等发挥抗纤维化作用。

七、人参美容养颜

人参应用于美容护肤及治疗皮肤类疾病方面有着悠久的历史。在中国经典美容医书《千金方》《圣济总录》和《鲁府禁方》中均有含人参成分的美容方剂。在明代《普济方》中，人参不仅用于"泽面"[1]等美容保健方面，而且还用于"面疮"[2]等皮肤疾病的治疗。清代，人参成为人们最为崇尚的美容养颜佳品，例如《慈禧光绪医方选议》

---

[1]　泽面：是指通过内调外润，使粗涩、萎黄、晦暗的面部皮肤变得红润光泽。

[2]　面疮：一般指的是面部脓疱疮。

中的"五芝地仙金髓丹"。《张氏医通》中记载人参可用于治疗黄褐斑，并一直沿用至今。

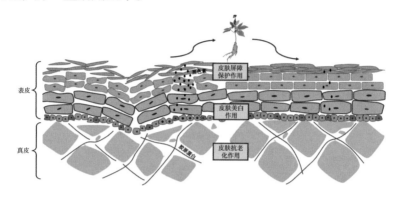

（一）抗老化作用

人参提取物可改善面部皱纹，皱纹的减少可能是由于其促进胶原蛋白的产生并抑制了氧化应激[1]损伤，而氧化应激也被认为是衰老和皱纹形成过程的主要因素。人参可以保护机体免受紫外线辐射引起的皮肤损伤。人参皂苷 Rb1 可减少紫外线照射引起的皮肤皱纹和表皮厚度的增加。人参皂苷 Rh2、Rb2、Rg1 等能够通过减少胶原蛋白的降解，并抑制表皮角质细胞内活性氧的产生，缓解紫外线引起的皮肤光老化。人参叶的成分也可抑制人类表皮角质细胞中由紫外线照射诱导的活性氧生成。

（二）美白作用

对于人参美白功效的研究主要集中在人参对皮肤黑色素合成的影响。人参及其成分可以在体外和体内抑制黑色素生成。其中，人参酚类化合物能够抑制黑色素合成关键酶——酪氨酸酶的活性。而

---

[1]　氧化应激：是指体内氧化与抗氧化作用失衡的一种状态，倾向于氧化，导致中性粒细胞炎性浸润，蛋白酶分泌增加，产生大量氧化中间产物。氧化应激是由自由基在体内产生的一种负面作用，并被认为是导致衰老和疾病的一个重要因素。

活性显著的对香豆酸可抑制黑色素瘤细胞以及暴露于紫外线的人表皮黑色素细胞中的黑色素的生成。人参皂苷可以单独发挥抗黑色素生成作用，从而达到美白的效果。

（三）屏障保护作用

人参可用于保护皮肤的屏障结构，并且会提高补水锁水因子的含量，改善因皮肤屏障损伤后引起的干燥、红肿发炎、色素沉着等症状。其中，人参总皂苷可以通过增强皮肤屏障蛋白和补水锁水因子的表达，恢复受损的皮肤屏障，被认为是一种潜在的化妆品成分。人参皂苷 Re 在正常条件下可以通过上调屏障蛋白活性，促进表皮中角化包膜[1]屏障结构的形成，增强皮肤屏障保护功能。人参皂苷 Rg1 可以减少皮肤水分的流失，以缓解紫外线照射引起的皮肤损伤。人参寡糖可以增强角化包膜形成相关蛋白的表达，同时调节参与皮肤脱屑过程相关酶的活性，从而修复皮肤屏障损伤。

（四）人参在化妆品中的应用

人参是我国传统美容护肤的佳品，人参提取物可作为化妆品配方中的一种天然植物添加物来使用。20 世纪 80 年代以来，人参已经被广泛应用于化妆品中，如人参保湿霜、人参美白霜、人参抗皱面霜及人参面膜等，是最受消费者喜爱的植物化妆品原料之一。

在我国市场销售的化妆品中，以人参为主要活性成分的护肤品种类繁多，主要有洁面乳、爽肤水、乳液、日霜、晚霜、精华、眼霜、面膜贴和睡眠面膜等，常用于抗皱、美白、保湿和屏障修复等。其中作为主要活性成分的人参皂苷，具有美白肌肤、抵抗紫外线和

---

[1] 角化包膜：角质层的角质透明颗粒主要成分是丝聚蛋白，它与角蛋白丝及外皮蛋白、兜甲蛋白等其他蛋白质共同形成角化包膜结构，在表皮终末分化中十分重要，是发挥皮肤屏障功能的关键结构，也是表皮机械性防御屏障的基础。

延缓衰老等功效，对皮肤上的各种斑点如雀斑、蝴蝶斑和老年皮肤色素沉积有显著疗效，现已成为许多高档化妆品的添加物。

（孙立伟　李贞卓　隋成海）

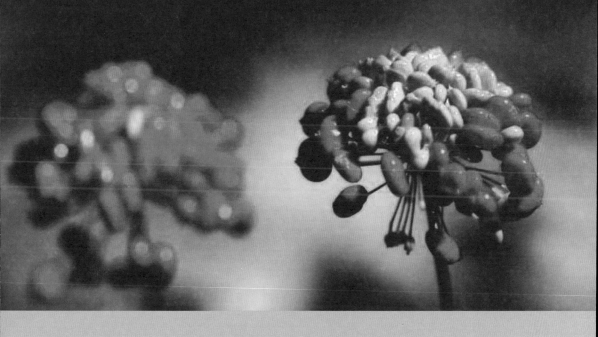

第三篇　人参的使用与贮藏

　　本篇介绍了不同健康状态与疾病人群如何应用人参防病治病、养生保健，并给出良方，教授家庭日常人参服用和贮藏方法。同时，纠正一些人参使用上的误区，解决百姓使用人参的顾虑和困惑，为人们在生活中应用人参提供科学参考。

第一章
滋补养生　妙用强身

根据不同体质、不同状况、不同表现，以及人们对人参药用和保健的需求，提供人参适用良方，达到养生健体的目的。

一、不同体质妙用人参

人参虽然是很好的保健药物，但要咨询医生，依据个人体质来决定是否需要服用人参，以及如何服用、服用多少剂量等。下面，列举平和质、气虚质、阳虚质、阴虚质、痰湿质、气郁质、血瘀质、特禀质、湿热质九种体质类别，使大家通过了解自己的体质，判断如何使用人参。

平和质是指身体健康，心理正常，对外界环境、社会环境的适应能力强的健康体质。其余八种属偏颇体质，机体可能处于亚健康状态或有各类疾病，按照"辨体施养"原则，可以通过巧妙、科学地使用人参，将偏颇体质调整为健康体质。

人参药性更适合气虚质、阳虚质；阴虚质、痰湿质、气郁质、血瘀质、特禀质则需要配伍药物共同服用，以调整药性，使之更适宜个人体质；而湿热质应当谨慎使用人参。

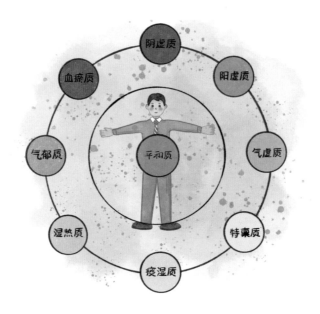

（一）平和质

即阴阳气血调和，以体态适中、面色红润、精力充沛等为主要特征。体形匀称健壮，肤色润泽，头发稠密有光泽，目光有神，鼻色明润，嗅觉通利，唇色红润，舌色淡红，苔薄白，不易疲劳，精力充沛，耐受寒热，睡眠正常，食欲良好，二便正常，脉和缓有力。平时患病较少，对自然环境和社会环境适应能力较强。若是这种体质，表明身体强健。可少量服用人参。

（二）气虚质

即元气不足，具有疲倦乏力、气短、自汗等气虚特征。表现为肌肉松软不实，平素语音低弱，气短懒言，精神不振，易出汗，易患感冒、内脏下垂等；病后康复缓慢，不耐受风、寒、暑、湿邪。临床研究发现，长期处于气虚状态下容易患呼吸道感染、哮喘、冠心病、糖尿病、失眠、慢性疲劳综合征等。

肺主出气，肾主纳气，肺肾乃气之根本，人参有补肺益气的功效，可同时调理肺脾，尤其适合气虚体质的人群。

清蒸人参鸡

组成 红参15克，母鸡1只，香菇15克，玉兰片（笋干）50克，火腿肉30克，葱、生姜、盐适量。

做法 鸡弃内脏，整只入沸水中烫焯，温水洗净；香菇、玉兰片用温水泡发，火腿肉用温水洗过，红参用温水浸泡半小时；将香菇、玉兰片、火腿，红参切片，将净鸡放盆内，放入红参片、火腿片、玉兰片、香菇，加水足量，并放适量葱、生姜、盐，上笼蒸至肉酥。

用法 分2天佐餐食用。

功效 补益元气，健脾养胃。

适宜人群 适用于形体倦怠、精神萎靡不振、食欲不佳、头晕、记忆力下降者。

人参莲子羹

组成 莲子300克，人参6克，京糕（山楂糕）50克，菠萝100克，玉米淀粉30克，冰糖500克。

做法 人参用温水泡软，洗净，切片，菠萝、京糕切丁；莲子洗净，加水1000克，入碗，上屉用武火[1]蒸至熟烂（不破碎为好）；放入人参片、200克冰糖，再蒸30分钟后取出；锅内加水，放冰糖熬化，下菠萝，再将蒸碗内莲子、人参连同汤汁一齐下锅烧开，用水淀粉勾芡，撒上京糕丁，盛在碗内即成。

用法 每日2次，早、晚分服，羹与人参片同食。

功效 益心补肾，健脾养胃。

适宜人群 适用于心肾亏虚，中气不足证，气短乏力，自汗，纳

---

[1] 武火：与"文火"相对，大而猛的火。

呆，大便稀溏等。亦可用于病后身体亏虚、饮食无味、精神欠佳者。

乾隆八珍糕

组成　人参、茯苓、莲子（去芯）、芡实、扁豆、薏米、藕粉各60克，山药250克。

做法　上述药味焙干，共研细末，过120目筛，加白砂糖适量及少许清水，揉成团，分制成糕块（每块约10克），上笼蒸熟即可。

用法　每日2次，每次取食1～2块，常食。

功效　益气健脾，化湿和胃，补肾涩精。

适宜人群　适用于脾胃气虚、肾虚精滑证，可见神疲乏力、纳差食少、胃脘痞满、便溏泄泻或腰膝酸软、夜尿频多、余沥不尽等。

人参枸杞羹

组成　人参6克，枸杞25克，白砂糖50克，玉米淀粉10克。

做法　枸杞、人参洗净，人参切片，玉米淀粉加10克水调成水淀粉，锅内加水烧开，下人参片煮5分钟，加入白砂糖煮至溶化，枸杞烧开，去浮沫，用水淀粉勾芡，盛出即成。

用法　每日2次，早、晚分服，羹与人参片同食。

功效　大补元气，补脾益肺，安神增智，滋肾补肝。

适宜人群　适用于脾肺气虚证，神疲乏力，腰酸腿软，心悸失眠等。亦可用于因心理生理应激、环境改变等引起的睡眠障碍及中老年人功能性健忘。

石榴浸酒

组成　酸石榴、甜石榴各1000克，人参60克，苦参60克，北沙参60克，丹参60克，苍耳子60克，羌活60克，50～60度白酒1000毫升。

做法 酸石榴、甜石榴洗净，连皮捣烂，人参、苦参、北沙参、丹参、苍耳子、羌活切碎，一同装入布袋，扎口，置于容器中，加入白酒密封，浸泡7～14天，过滤去渣即成。

用法 每日1次，每次50毫升（不善饮酒者可适当减量）。

功效 益气健脾，行气开胃。

适宜人群 适用于脾胃气虚证，神疲乏力，少气懒言，面色㿠白等。亦可用于贫血、营养不良、气虚水肿及处于病后恢复期者。

元德膏

组成 人参、当归、麦冬各200克，五味子50克。若脾胃纳呆、不思饮食者，加茯苓30克、白术30克。

做法 上述药味同置砂锅中，加水适量浸1小时，先用武火煮沸后，再用文火[1]煎煮2小时，连煎3次，合并药液，再继续煎煮至较稠厚时兑入1：1的蜂蜜收膏即成。

用法 每日2次，每服6克，温开水冲服。

功效 大补元气。

适宜人群 本方是在益气养阴名方生脉散的基础上加减而成。适用于平素身体虚弱、气短乏力、不思饮食、腰膝酸软、脉弱无力、易感冒及易出汗者。

注意：外感病未愈者不宜使用本方，方中五味子具有收敛作用，以防有"闭门留寇"之弊。

（三）阳虚质

即阳气不足，以畏寒怕冷、手足不温等虚寒表现为主要特征，多见面色白，气息微弱，体倦嗜卧，畏寒肢冷，或阳痿早泄，或完

---

[1] 文火：煮东西时所用的小而缓的火。

谷不化，或有肢体浮肿，舌淡胖嫩，有齿痕，苔淡白，脉沉迟无力等症状，易患慢性肾炎、泄泻、甲状腺功能减退、慢性前列腺炎等元气不足证疾病。

阳气对于生命健康的作用很大，阳气就跟太阳一样，人有阳气才能身体温暖；阳气能温养人体，人有了充沛的阳气才能够精神饱满、身体强壮、充满活力；阳气还具有"气化"和"推动"作用，阳气在气化作用下变成可吸收利用的物质进入人体，又在气化作用下合成人体有用的物质充养人体，同时分化出无用的代谢物质排出体外。阳气致密则固护肌表，能够御邪卫外，预防疾病。若是阳气虚弱，则易患痰饮、肿胀、泄泻等病症，感邪易从寒化，耐夏不耐冬，易感风、寒、湿邪。

人参性温，特别适合阳虚质人群，因种类的不同而药性上略有差异。野山参味甘，性偏温，更适用于气弱阳虚者，大补元气之功更甚。

参茸固元汤

组成　红参15克，鹿茸片5克，肉桂12克，巴戟天12克，杜仲10克，枸杞子12克，肉蔻15克，茯苓9克。

做法　上述药味同置砂锅中，加水1000毫升浸半小时后，武火煮沸，再转文火煎煮1小时，连煎2次，最终煎煮取汁300毫升即可。

用法　每日1剂，分早、晚2次服用。

功效　助阳补虚。

适宜人群　适用于阳虚体质者。

人参煨猪肚

组成　猪肚（洗，如食法）1具，人参（去芦头）15克，干姜（炮，锉）、川椒（去掉种子及闭口的川椒，微炒出油）各6克，葱白（去须，切）7茎，糯米80克。

做法　参、姜、椒、葱等4味洗净，焙干，研细末，过40目筛；与淘洗沥水后的糯米和匀，装入洗净的猪肚内，缝合，入砂锅，加清水5000毫升，以文火煮至烂熟即成。

用法　每剂可分3天食完，每次于进餐时温食之，并可饮温酒1小杯。

功效　补中益气，散寒暖胃。

适宜人群　适用于脾胃虚寒证。表现为胃脘冷痛，喜温喜按，食欲不振，泛吐清水，大便清稀等。人参益气助阳，干姜、椒、葱白性温散寒和中、止呕暖胃，糯米养胃，可用于慢性胃及十二指肠溃疡、慢性非特异性结肠炎患者的日常保健。

人参薤白汤

组成　人参15克，薤白（切）3~7茎，鸡蛋白3枚。

做法　将人参细切，加水1000毫升，煎取300毫升，将鸡蛋白、薤白倒入盛器，调搅均匀，冲入加热的人参汤，调和即可。

用法　每日1剂，分次饮食。

功效　益气通阳，导滞下气。

适宜人群　适用于中阳闭郁，胃失和降证，反胃呃逆，嗳气频作，脘腹胀满，心悸自汗等。使用时注意方中所用的人参宜选生晒参，若选红参，其量宜在10克以下。

人参薤白鸡子粥

组成　人参15克，薤白（切）15克，鸡蛋（去黄）1枚，粟米150克。

做法　人参打碎入砂锅，加水4000毫升，煮至2000毫升，去渣留汁，下粟米煮粥，将熟时下鸡蛋清、薤白，再煮熟即可。

用法 每日1剂，分次饮食。

功效 通阳豁痰，宽胸行气。

适宜人群 适用于阳气不足，痰滞胸中证。表现为神疲乏力，胸部闷痛，咯吐痰涎，心悸不宁，畏寒喜暖等。

（四）阴虚质

阴虚质以干、燥、热为主要表现，即阴液亏少，以口燥咽干、手足心热等为主要特征，主要表现为体形多偏瘦，手足心热，口燥咽干，鼻微干，喜冷饮，大便干燥，舌红少津，脉细数，易患虚劳、失精、不寐等病。

感邪易从热化，耐冬不耐夏。不耐受暑、热、燥邪，这是由于阴液不足，或阴精亏少导致，阴精的作用是滋润濡养，散在体表能够滋润皮毛、肌肉；渗入体内能够滋养脏腑；输注于孔窍可以滋养鼻、目、口、耳；渗注于血内能充养骨髓、脊髓、脑髓，流入骨节。

阴虚质一般不适合吃园参，否则会致阴虚火旺之证加重，但年限高的生晒参味甘，性偏微凉，更加适用于气阴不足者，可配合补肾滋阴润燥的中药，例如知母、麦冬、天花粉等寒性药物。

二冬汤

组成 天冬6克，麦冬9克，天花粉3克，黄芩3克，知母3克，甘草1.5克，人参1.5克，荷叶3克。

做法 上述药味同置砂锅中，加水500毫升浸半小时后，先武火煮沸，再调至文火煎煮30分钟，连煎2次，最终煎煮取汁200毫升即可。

用法 每日1剂，分2次服用。

功效 养阴清热，益气生津。

适宜人群　适用于气阴两虚津伤者。本方源自《医学心悟》，原方主治上消，相当于现代所说的糖尿病。

人参石膏鸡肉汤

组成　鸡肉100克，人参10克，粳米30克，石膏（碎，绵裹）30克。

做法　上述药味、食材洗净，同置砂锅中，加清水适量，武火煮沸后，改文火炖煮，以鸡肉熟烂为止加盐调味即可。

用法　每日1次。

功效　益气生津，清热止渴。

适宜人群　适用于阴虚燥热证。表现为烦渴多饮、口干舌燥、小便频数、倦怠、形体消瘦、舌红苔少等。

参麦鸡汤

组成　鸡翅5个，人参片、麦冬各5克，五味子2.5克。

做法　鸡翅洗净，人参片等3味装入布袋，同置砂锅中，加3～4碗水，炖煮约30分钟，加适量盐调味即可。

用法　每日1剂，分2次服用。

功效　益气生津，敛阴止汗。

适宜人群　适用于阴津不足证。表现为暑热汗多、咽干口渴、久咳肺虚、呛咳少痰、气短自汗等。

人参乌梅汤

组成　人参、莲子（炒）、炙甘草、乌梅、木瓜、山药各适量。

做法　上述药味同置砂锅中，加水适量，武火煮沸后，文火煎煮2小时，去渣取汁即可。

用法　每日1剂，分2～3次温饮。

功效　益气养阴，生津止渴，涩肠止泻。

适宜人群　该方出自《温病条辨》卷三，原著无用量，辨证做药味及用量加减。适用于气津两伤、胃燥失润证。表现为心悸自汗、口渴咽干、唇燥喜饮、纳呆便溏，或久泻不止等。

（五）痰湿质

痰湿质即痰湿凝聚，以形体肥胖、腹部肥满、口黏苔腻等痰湿为主要特征。表现为体形肥胖、腹部肥满松软、面部皮肤油脂较多、多汗且黏、胸闷、痰多、口黏腻或甜、喜食肥甘甜黏。易患消渴、中风、胸痹、高脂血症、慢性结肠炎等病症。

脾虚生湿、脾虚生痰，这是因为脾不止主运化食物，亦主运化水液，脾失健运，功能失调，则无法正常运化水液，水液积聚、聚湿成痰，更易形成痰湿体质。人参有健脾益气的功效，能够通过调节脾之功能来运化水液，且水饮痰湿为阴邪，得温则行，遇寒则凝。

人参性温，能助阳化湿，因此用人参配以健脾祛湿之药物，可调节并改善痰湿体质，如人参汤、参苓二陈汤等。

人参汤

组成　人参30克，石斛30克，白术30克，肉桂30克，泽泻30克，生黄芪45克，五味子45克，陈皮45克，茯苓45克，草豆蔻10克。

做法　将上述药味加工成粗末，装瓶备用。每次取药末10克，加生姜3片，大枣2枚，水煎取汁温服。

用法　每日1剂，分2次于食后服下。

功效　益气健脾，温中祛湿。

适宜人群　适用于脾虚失运、痰湿较重者。

参苓二陈汤

组成 人参15克，茯苓15克，白术15克，甘草10克，荷叶15克，薏苡仁20克，砂仁10克，山药15克，赤小豆15克，陈皮20克，法半夏10克，桔梗12克。

做法 上述药味同置砂锅中，加水1000毫升浸半小时，先武火煮沸，再调至文火煎煮1小时，连煎2次，最终煎煮取汁300毫升即可。

用法 每日1剂，分早、晚2次服用。

功效 健脾理气，燥湿化痰。

适宜人群 适用于脾失健运、痰湿阻滞者。本方为参苓白术散加减而成，意在健脾渗湿基础上，侧重于燥湿化痰之功，阴虚、血虚、痰热者及孕妇忌用。

（六）气郁质

气郁质即气机郁滞，以神情抑郁、忧虑脆弱等气郁表现为主要特征。常表现为神情抑郁，情感脆弱，烦闷不乐，舌淡红，苔薄白，脉弦，且性格内向不稳定、敏感多虑。易患脏躁、梅核气[1]、百合病[2]及郁病等，对精神刺激适应能力较差，不适应阴雨天气。当以疏肝行气解郁为治疗原则，主药采取行气疏肝药如佛手、香橼等，同时给予人参用来健脾安神益智。气郁质患者往往有功能改变的表现，故可以服用人参。如病症表现为功能低下，出现表情呆滞、反应迟钝的，可选用红参；如病症表现为功能亢进，出现失眠多梦、心烦不宁、焦虑不安可选用生晒参。

---

[1] 梅核气：指因情志不遂，以咽中似有梅核阻塞、咯之不出、咽之不下、时发时止但不影响进食为表现。

[2] 百合病：以神志恍惚、精神不定为主要表现的情志病。

疏肝补脾散郁方

组成　人参9克，黄芪6克，当归5克，川芎4克，香附3克，黄连3克，甘草3克，干姜3克，砂仁3克。

做法　上述药味同置砂锅中，加水1000毫升浸半小时，先武火煮沸后，再调至文火煎煮1小时，连煎2次，最终煎煮取汁300毫升即可。

用法　每日1剂，分早、晚2次服用。

功效　疏肝解郁，理气健脾。

适宜人群　适用于走气遍身疼痛、背部胀痛、胁肋痛、饮食不佳者。

（七）血瘀质

血瘀质即血行不畅，以肤色晦暗、舌质紫黯等血瘀为主要特征。多表现为肤色晦暗，色素沉着，容易出现瘀斑，口唇黯淡，舌黯或有瘀点，舌下络脉紫黯或增粗，脉涩，易患癥瘕[1]及痛证、血证等。血瘀质多属血液运行不畅。血瘀的成因多种多样，其中，因气虚血瘀者，表现为面色淡白、疲倦无力、少气懒言、面色晦暗、时有疼痛、痛处固定不移、有瘀斑、瘀点、斑块等，入夜疼痛加重；女性可出现痛经、闭经等症，应用人参补气以推动血行，减少气滞血瘀。

人参红花酒

组成　人参50克，红花50克，白酒500毫升。

做法　人参切成薄片和红花一起放在玻璃容器中，倒入白酒，密

---

[1]　癥瘕：妇科症瘕为腹中结块的病。坚硬不移动，痛有定处为"癥"；聚散无常、痛无定处为"瘕"，其涵盖了各种妇科良性肿瘤，此病多因脏腑失调、气血阻滞、瘀血内结引起。

封浸泡7天后过滤去渣。

用法 每日1次，每次15毫升。女性经期、妊娠、产后等特殊时期禁用，饮酒当适量，依个人体质慎用。

功效 养血活血，通经活络。

适宜人群 适用于有气虚血瘀表现者。

（八）特禀质

特禀质即先天失常，以生理缺陷、过敏反应等为主要特征。过敏体质者常见哮喘、风团、咽痒、鼻塞、喷嚏等。易患哮喘、荨麻疹、花粉症及药物过敏等；遗传性疾病如血友病、先天愚型等；胎传性疾病如五迟（立迟、行迟、发迟、齿迟和语迟）、五软（头软、项软、手足软、肌肉软和口软）、解颅、胎惊等。过敏体质者对易致过敏季节适应能力差，易引发宿疾。

特禀质是中医九种体质中最为特殊的一种体质，日常需要留意自身健康。特禀质养生以健脾、补肾气为主，以增强卫外功能。特禀体质可用人参调养身体。

参芪焖鸭

组成 人参6克，炙黄芪15克，陈皮10克，约1000克重老鸭1只，猪瘦肉100克，酱油、精盐、黄酒、生姜片、葱适量。

做法 鸭去毛及内脏，下沸水烫焯，洗净，鸭身抹上酱油，放入八成热的油锅中略炸；猪肉洗净，切成块，下沸水中余过；人参、炙黄芪、陈皮用清水浸半小时。将鸭肉、猪肉一并放砂锅内，红参、炙黄芪、陈皮及浸液一并倒入，放精盐、黄酒、酱油、生姜片、葱，并加水适量，上火炖2小时；取出鸭子，剔除大骨，切成块，放大汤碗内，放上猪肉，倒入原汤。

用法 分2天佐餐食用。

功效 益气养身，大补元气。

适宜人群 适用于常有气虚表现者。

（九）湿热质

湿热质即湿热内蕴，以面垢油光、口苦、苔黄腻等湿热为主要特征。多表现为形体中等或偏瘦，面垢油光，易生痤疮，口苦口干，身重困倦，男性易阴囊潮湿，女性易带下增多，舌质偏红，苔黄腻，脉滑数。易心烦急躁，易患疮疖、黄疸、热淋等病症。

湿热质较为黏腻，服用人参更容易引起上火现象，因此建议慎用或少量服用。

二、人参助力改善疲劳

随着经济条件的改善和生活水平的不断提高，人们更加追求健康养生。而目前，多数人处于"亚健康状态"，这是一种介于疾病状态和健康状态的病名。脑力劳动者相对于体力劳动者患病率更高。

人参的化学成分有皂苷、多糖、挥发油、蛋白质、多肽、氨基酸、维生素、有机酸、微量元素等，其中人参多糖类含量约占5%，人参果胶约占20%，人参挥发油占总含量的0.1% ~ 0.5%，具有抑菌、抗肿瘤、抗心肌缺血损伤、防辐射、降血糖、抗氧化、抗疲劳、免疫调节、抗骨关节炎等药理作用。人参提取物可提高抗衰老能力，是干预慢性疲劳综合征的有效手段。

通过服用人参，补益肺、心、肝、肾、脾，能起到明显的改善疲劳和补益五脏的作用。

日常可通过人参药膳进行调养。

双参肉

组成　鲜人参15克，海参150克，瘦猪肉250克，香菇30克，青豌豆60克，竹笋60克，精盐、香油各适量。

做法　将发好的海参切块；香菇洗净，切丝；瘦猪肉洗净，切小块；竹笋切片。将以上4料与人参、青豌豆同置砂锅内，加适量清水炖煮，以猪肉熟烂止，加入精盐、香油即可。

用法　每日1~2次，每次适量，每周2剂。

功效　强壮身体，消除疲劳。

适宜人群　适用于久病体虚不复，或年老体衰、精神萎靡、身体疲倦者。

人参炖鸡

组成　人参10克，约1000克重老母鸡1只，姜、葱、料酒、盐适量。

做法　人参切成薄片；鸡去毛及肠杂，切作块，洗净。将鸡与人参同放砂锅内，加生姜、葱、料酒、盐，足量放水，盖好，先用武火烧开，再改用文火炖2小时，至鸡肉软烂即成。

用法　分2天食用。

功效　益气补虚。

适宜人群　适用于气虚乏力，时感精神、体力不济者。

八珍酒

组成　人参20克，川芎20克，白芍40克，茯苓40克，当归60克，炒白术60克，生地黄80克，红枣80克，核桃肉80克，五加皮160

克，炙甘草30克，黄酒10升。

做法 上述药味同置坛内，加入黄酒，加盖密封，21天后滤取酒即可。

用法 每日2次，一次50毫升，于空腹时饮服。

功效 益气健脾，补心养神。

适宜人群 适用于体力、脑力劳动者补益健身。若长期饮用药酒当慎重，根据自身情况，喝药酒要注意其适应证和禁忌证。

双龙补膏

组成 生晒参12克，枸杞子48克，黄芪72克，麦冬24克，党参72克，石斛24克，白术48克，菟丝子48克，制黄精24克，锁阳48克，仙鹤草12克，淫羊藿72克，龙眼肉8克，桑枝120克，熟地黄48克，刘寄奴24克，制首乌72克，山茱萸72克，丹参72克，茯苓24克，白芍24克，陈皮24克。

做法 上述药味加水浸泡后先用文火煎煮3次，将所得药汁混合后，用纱布过滤，倒入砂锅内，先武火后文火继续煎煮浓缩后加蜂蜜1000克，收膏即成。

用法 每日2次，每次10~15克，空腹，开水冲服。

功效 补气温阳，滋阴养血。

适宜人群 适用于肾气亏虚、肾精不足所致的疲劳乏力、免疫力低下的人群，表现为神疲乏力、头晕眼花、腰膝酸软、夜眠不宁、耳聋耳鸣、肌肉消瘦、面色不华、自汗盗汗、五心烦热等。

集灵膏

组成 枸杞120克，生地黄、熟地黄各100克，牛膝100克，天冬、麦冬各75克，人参30克，蜂蜜300克。

做法　将上药加水浸泡后煎煮，随水量减少而不断续水，煎出药汁后，续水再煎。如此反复3次，合并3次煎汁后继续加热浓缩至稠厚状，最后加入蜂蜜，熬至滴水成珠即可装瓶备用。

用法　每日2次，早、晚空腹服用，每次1~2汤匙，温开水化服。

功效　滋补肝肾，益气养血。

适宜人群　本方出自《顾松园医镜》。适用于劳力、劳神、房劳过度或年老体衰导致的肝肾亏虚、气血不足者，表现为头晕目眩，耳鸣耳聋，心悸气短，视物不清，腰膝酸软，须发早白，牙齿摇动、脱落。

三、人参助力改善睡眠

睡眠是维持人体正常生命活动必不可少的要素。睡眠障碍问题通常表现为入睡困难，睡眠潜伏期延长，早醒，睡眠质量差，容易被惊醒，多梦，等等。睡眠障碍可造成机体免疫力、作业能力、警觉性水平和判断力降低。

人参能调营养卫[1]，对睡眠具有双向调节作用，能够调节卫气按时出表入里，调整阴阳，恢复睡眠节律，从而调治失眠。睡眠由心神主宰，《灵枢·本神》指出："随神往来者谓之魂"，神安则

---

[1]　调营养卫：营是指由饮食中吸收的营养物质，有生化血液、营养周身的作用，主要在保护人体。卫是指人体抗御病邪侵入的机能，在人的体表运行的气就是卫气。调营养卫就是通过调和营气与卫气，从而加强人自身抵抗力。

魂藏能寐；神不安则魂不安藏。人参具有安神益智之功，能入心经而养血安神，有效调整神志活动，改善睡眠。

人参总皂苷等多种成分具有改善睡眠的作用。通过对人参的22种化学成分及其靶点通路进行网络药理学分析，失眠与免疫调节之间具有密切联系。人参治疗失眠的机制是通过抑制神经炎症、抗凋亡、抗氧化、调节神经递质等多种途径起到调整失眠的作用。

人参陈皮紫苏茶

组成　人参12克，陈皮3克，紫苏叶6克。

做法　将上述药味同置砂锅或养生壶中，加水500毫升，文火煮熬成汁，去渣。

用法　代茶频频饮服。

功效　健脾益气，养精安神。

适宜人群　适用于年老体弱多病、睡眠欠安者，因气血运行迟缓，以致气虚而引起的胸膈、胃脘虚胀、不欲饮食。

鲜人参茶

组成　鲜人参10克，龙眼肉5克，枸杞子5克。

做法　将人参洗净切片，与另2味同置杯中，加入适量的沸水；盖上盖闷泡20分钟左右，即可饮用。

用法　代茶频频饮服，可重复加开水浸泡。

功效　固本培元，安志定神。

适宜人群　适用于慢性疲劳、睡眠不佳者，可缓解疲劳、缓解压力，预防糖尿病，保护肝脏，抗氧化，抗衰老。通常情况下，人参茶在两餐之间空腹饮用最佳。

　　经常喝人参茶具有固本培元的功效，可以补充身体亏虚的元气，对体质虚弱、抵抗力差的人具有很好的滋补作用。人参茶中含有人参皂苷、人参多肽等，经常喝人参茶可以强筋健骨，增强机体免疫力。

人参健脾茶

组成　　人参6克，麦冬6克，五味子6克，枸杞子3克。

做法　　将上述药味装入茶包放入砂锅，加适量水，武火煮沸后，转文火煮30～45分钟即可。

用法　　代茶频频饮服，冷热均可饮用。

功效　　养阴安神，调理肠胃。

适宜人群　　适用于津液不足、年老体虚、睡眠欠安者。

　　炎热夏天，人易出现气阴两虚，可用此方补充气阴，使得身体恢复，由耗伤津液导致的失眠也会得到缓解。在其他季节，如果因为劳神过度，损伤心气，会出现心烦心慌、口干舌燥、四肢无力、动辄出汗、面色发白等情况，这也是气阴耗伤的表现，用之亦可缓解。

三花人参茶

组成　　人参6克，落花生叶3克，萱草花3克，合欢花3克。

做法　　砂锅内加水适量，先煎人参40分钟，再放入落花生叶、萱草花、合欢花文火煎煮10分钟即可。

用法　　代茶频频饮服。

功效　　疏肝解郁，助眠安神。

适宜人群　　适用于肝气郁滞、易有抑郁倾向、情绪及睡眠不佳者。

健脾安眠方 [1]

组成　人参、川芎、当归、五味子、炙甘草、砂仁各15克，柏子仁、酸枣仁、茯苓各20克，蜜远志10克。

做法　砂锅内加水适量，先煎人参40分钟，再放入其余药味，文火煎煮10分钟即可。

用法　代茶频频饮服。

功效　益气补血，健脾和胃，养心安神。

适宜人群　适用于失眠、气血亏虚证。表现为不易入睡、多寐易醒、心悸健忘、神疲食少等。

人参枣仁茶

组成　人参6克，酸枣仁6克，龙眼肉3克，远志3克，茯苓6克。

做法　将上述药味装入茶包，加适量水大火煮沸后，转小火煮30~45分钟即可。

用法　代茶频频饮服。

功效　健脾养心，补血安神。

适宜人群　适用于心脾两虚导致睡眠不佳者。

长生固本酒

组成　枸杞子、天冬、五味子、麦冬、怀山药、人参、生地黄、熟地黄各60克，白米酒3000毫升。

做法　人参、山药、生地黄、熟地黄切片，枸杞子、五味子拣净杂质，天冬、麦冬切分两半，放入绢袋，扎紧袋口；将酒倒入净

---

[1] 赵雪莹，王浩然，王小静，等.段富津教授辨治失眠经验研究[J].陕西中医，2014，35（07）：891-892.

坛中，放入药袋，加盖密封。再将酒坛置于锅中，隔水加热蒸约1小时，取出，埋于土中除火毒；3～5日后破土取出，开封，去掉药袋，再用细纱布过滤1遍，贮入净瓶中，静置7日即可饮用。

用法 每日早、晚各1次，一般50～100毫升。

功效 乌发养心，安神延年。

适宜人群 本方出自《寿世保元》。适用于气阴两虚证。表现为心悸健忘、失眠多梦、头晕目眩、腰腿酸软、神疲乏力、须发早白等，亦可用于老年人日常保健。

注意：凡证属阴盛阳衰、痰湿较重者，如大便稀溏、次数较多者，不宜服用。

人参归脾膏

组成 人参12克，黄芪、当归、桂圆肉、白术、木香、茯苓、酸枣仁各84克，远志30克，甘草108克，红糖500克，夜交藤30克。

做法 将除人参、红糖外的其他药味置于砂锅中，加水适量，浸泡后煎煮取汁，之后加水再煮，反复3次后合并煎液。再将人参切成薄片后放入药液中，以文火煎熬浓缩至较黏稠时，滤出人参药渣，最后加入红糖，熬至滴水成珠为度，装瓶备用。

用法 每日2次，早、晚空腹服用，每次2～3汤匙，用温水化服。

功效 健脾益气，养心安神。

适宜人群 本方出自《济生方》，以补脾养心的归脾汤为基础。适用于工作劳累、思虑过度出现心神不安、失眠多梦、神疲乏力、不思饮食的脑力劳动者。

枸杞煎

组成 枸杞汁、地黄汁各150克，麦冬汁25克，杏仁（汤浸，去皮尖，双仁，研如膏）50克，人参（捣末）、白茯苓（去黑皮捣末）各10克。

做法　将枸杞等4药味置于砂锅中，用文火慢熬至如稀汤状，加入人参、茯苓末搅拌均匀，继续用文火煎煮至如膏状即可装瓶备用。

用法　每日2次，早、晚服用，每服半匙，用温酒和服。

功效　补养五脏，益寿延年。

适宜人群　本方出自《圣济总录》，是以朱丹溪所创的琼玉膏和张景岳所创的两仪膏为方底加减而成。适用于失眠健忘、头昏乏力、须发早白等属脾肾两虚证者。

四、人参助力减脂瘦身

肥胖有很多类别，比如水肿类肥胖、疲劳类肥胖、压力类肥胖、家族遗传类肥胖、暴饮暴食类肥胖等。人参的塑身功效主要针对气虚为主的阴阳失调，具有补气、补虚作用。

中医治疗肥胖，并非燃烧脂肪，而是先调脾胃，然后再去瘦身，这是一种健康且治本的中医科学方法。人参对于以痰浊为主的水湿、不兼血瘀和气滞的症状，可以起到健脾益气、益肾除湿的作用。对于无食欲型及懒动、腹满积食的体质者，可以起到疏肝利胆的作用，尤其是对于肥胖兼肝气郁滞、血瘀体质者，效果甚佳。

研究表明，人参可以通过激活棕色脂肪[1]组织来帮助控制体重，

---

[1]　棕色脂肪和米色脂肪：人体中主要的脂肪细胞包括白色脂肪、棕色脂肪和米色脂肪，其中白色脂肪是堆积在皮下，负责储存多余的热量，会引发肥胖；棕色脂肪则会燃烧白色脂肪，将其转变成热量，为人体保持温度；米色脂肪的功能与棕色脂肪类似，可能有利于肥胖症和糖尿病。

并触发类似能消耗能量组织——米色脂肪的形成，有助于减肥。人参能诱导粪肠球菌产生肉豆蔻酸，激活燃烧能量的棕色脂肪并触发米色脂肪的形成，有助于燃烧卡路里，从而减轻体重。

人参四君子汤

组成 人参9克，白术9克，茯苓9克，甘草6克。

做法 砂锅内加水适量，先煎人参40分钟，再放入白术、茯苓、甘草，武火煮开后转至文火煎煮，连煎2次，然后合并取汁即可。

用法 每日1剂，分早、晚2次温服。

功效 益气健脾。

适宜人群 适用于脾胃气虚证者，表现为面色萎白，语声低微，气短乏力，食少便溏，舌淡苔白。本方诸药皆味甘入脾，益气之中有燥湿之功，补虚之中有运脾之力，颇合脾欲甘、喜燥恶湿、喜通恶滞的生理特性。方中药物甘温平和，补而不滞，利而不峻，作用冲和平淡。四君子汤是补气方剂的基础方，取名"君子"，是喻该方补性平和，品性中正，不偏不倚，犹如君子有宽和之德。人参四君子汤可以作为日常养生方长期饮用，可降脂减肥且无副作用。

人参轻身粥

组成 人参（或人参粉）3克，粳米50克，黄芪12克，茯苓4克，山茱萸4克，生姜10克。

做法 将黄芪、茯苓洗净切片；将山茱萸、生姜洗净拍松；粳米淘洗干净，放入锅中，加清水适量，把黄芪片、茯苓片、山茱萸、生姜放入纱布袋内，系紧口放入锅中，先用大火烧开，再用小火慢慢熬至粥熟，拣出药袋，加入人参或人参粉稍煮片刻即可。

用法 可代早餐服食。

功效　利水消肿，健脾益气。

适宜人群　适用于脾气虚、水湿盛人群。人参具有补血、补气、减肥瘦身的作用；粳米有止泻痢、补中益气、健脾和胃、除烦渴的作用；黄芪有补气固表、利尿托毒、排脓的作用；茯苓有健脾利湿、宁心安神的作用。

豆茎人参粥

组成　扁豆茎（切碎，焙干）15克，生晒参（切片）3～5克，小米50克。

做法　扁豆茎入砂锅，加水煎煮1小时，滤渣留汁，下小米煮至黏稠，人参另用砂锅煎煮2小时，将参汁兑入粥内，稍煮即可。

用法　每日1剂，空腹顿食。

功效　益气健脾，化湿止泻。

适宜人群　适用于脾虚湿盛、胃肠失调证，如脘腹痞满、肠鸣泄泻、恶心呕吐、食少纳呆等。人参补中益气，配以扁豆茎健脾化湿，小米调胃和中，共奏补脾祛湿之功。

人参乌龙茶

组成　人参3克，乌龙茶3克。

做法　将上述药味装入茶包，加适量水大火煮沸后，转小火煮30～45分钟即可。

用法　代茶频频饮服。

功效　提神醒脑、美容减脂、延年益寿。

适宜人群　适用于上班族、中老年人群。人参乌龙茶取人参之温补加上乌龙茶的清逸，具有阴阳调和、平衡养生的功效。人参乌龙茶口味甜美可口，常饮能益气养颜，生津止渴，宁神清心。品饮人参乌龙茶不仅能享用乌龙茶浓郁的香气和浑厚甜美的味道，更能吸收人参多种营养，是珍贵的健体佳品。乌龙茶亦能减肥，人参乌龙茶口味特殊，既有乌龙茶的浑厚回甘，又有人参的清甜鲜爽，喝过以后让人回味无穷；人参乌龙茶具有抗衰老、抗氧化的美容养颜之效和提神醒脑、补气益气的保健成效，适合长期饮用。

人参山楂荷叶茶

组成 人参6克，山楂6克，荷叶3克。

做法 将人参洗净切片，与山楂、荷叶一同放入杯中，加入适量的沸水，盖上盖闷泡20分钟左右。

用法 代茶频频饮服。

功效 益气降脂。

适宜人群 适用于暴饮暴食类肥胖人群。人参的益气健脾作用，山楂的健胃、消食、降脂作用以及荷叶的利尿祛湿、消水肿作用，三者互为补充，可轻松瘦身。

五、人参提高机体免疫力

您是否正处于免疫力低下的状态呢？下面是关于免疫力的自我测试：

免疫力自我测试表			
1	你经常参加体育运动吗？	10	你吸烟吗？
2	冬天你常常冻伤手脚吗？	11	你会适量地喝一小杯酒吗？
3	你从不为琐碎小事而心绪不佳，哪怕一点点时间也能用于休息吗？	12	你生活在城市里吗？
4	你一年不少于4次感冒吗？	13	你很注意自己的体形吗？
5	你有点毛病就得吃药吗？	14	你经常乘坐公共交通工具吗？

续表

6	你的食谱里包括大量的蔬菜和水果，冬天和春天还补充维生素吗？	15	你在一个大集体里工作吗？
7	你是个善于交际的，有许多朋友的人吗？	16	你每天喝足够多的水吗？
8	你对爱情很满意，家庭生活很幸福吗？	17	你的工作很紧张，家务活也很繁重吗？
9	你喜欢新鲜空气，经常散步吗？	18	你多数时间是在温暖的房间里度过的吗？

如果1、3、6、7、8、9、11、13、16题的回答是"是"，每题得1分；

如果2、4、5、10、12、14、15、17、18题的回答是"否"，每题也得1分。

1～6分：你的免疫力很差，因此经常得病，需要免疫学专家的帮助，否则无法增强抵抗力。

7～12分：你的防卫系统有些问题，应尽快改变生活方式和饮食习惯，多呼吸新鲜空气，多吃富含维生素的食物。

13～18分：你的免疫力很强，疾病绕着你走。即使有点不舒服，也很容易恢复。

人参肺脾肾同补，具充养元气、补肺、健脾、养心之功，能够有效地改善体质，提高脏腑功能，调整气血运行，改善睡眠及饮食状态，缓解疲乏无力、体力不佳、腹泻腹胀等症状。人参能够增强抵抗力，通过调节相关免疫机制来刺激机体恢复正常的免疫功能，有效影响造血祖细胞及造血干细胞，起到增强免疫细胞的功能，提高机体的抵抗力。

吃人参不能一劳永逸，不能吃一两回就不再吃了，要"少吃常吃"。根据身体状况，一般情况下，成人吃干参每天不应超过3~30克，野山参不超过3克。

古代虽无"免疫力"一词，但"治未病"思想贯穿整个中医学发展的漫长过程。明代医家汪机以参芪立论，强调防病治病要注重培补元气、补益脾胃，重视人体气血阴阳，调动自身正气的抗病、愈病能力，以人参为主药，达到培元固本防其病的作用。

气血两补人参酒

组成 人参20克，当归30克，枸杞子100克，黄精50克，黄芪50克，熟地黄100克，白酒2500毫升。

做法 将上述药味泡酒一周以后即可饮用，饮尽后可以续酒泡。

用法 每日25毫升，分早、晚饮用。

功效 补气养血，强身益精。

适宜人群 适用于气血虚弱，常有乏力懒言、疲乏、动则汗出、面色苍白者。黄芪和人参为补气药，当归和枸杞子补血，枸杞子、黄精、熟地滋补肝肾。此方阴阳两补，气血两补。

注意：长期饮用药酒当慎重，根据自身情况，喝药酒要注意其适应证和禁忌证。

健脾补气食疗方

组成 人参10克，莲子50克，山药100克，糯米粉500克。

做法 将人参、莲子、山药打成粉，加入糯米粉及水揉成面团，分成剂子上屉蒸熟食用。

用法 每日1次，每次食用50～100克。

功效 健脾益气，养心益智。

适宜人群 适用于免疫力低下兼脾胃不足，常有腹泻便溏者，饮食不佳者。莲子补脾收涩止泻，人参益气健脾，山药健脾益精，本方具益气健脾、固涩止泻的功效。

长寿粉

组成 人参150克，茯苓150克，莲子240克，芡实240克，薏苡仁

240克，怀山药1500克，糯米500克，白糖适量。

做法 将上述药味加工成细粉，过筛后备用。

用法 每日1次，每次取30~50克，放杯内，冲入沸水，调成糊状，加适量白糖调味，作羹食用。

功效 补益脾肾，益智延年。

适宜人群 适用于脾肾亏虚、饮食减少、精神疲乏、自汗出、气短懒言、遗精滑精、记忆力下降者。

六、特殊人群如何服用人参

（一）运动员

运动员凭借体力、技术、意志去从事体育竞技，现代竞技运动的显著特点是训练负荷量和强度非常大。如何提升身体素质、耐力和爆发力是运动员日常训练的一大课题。

人参具有健脾的功能，中医认为脾胃乃"后天之本"。脾胃的功能是将吃下去的食物和水变成所需要的营养物质，同时将营养物质输送到全身各个脏腑组织，给它们不断地补充养分，而人参能够帮助消化吸收营养能量，从而整体提高身体素质和力量。人参有补肺养心的作用，能够更好地推动气血运行，使气血调和，从而增强体质、增加爆发力，提升运动员的体育竞技能力。

运动员非常适合服用人参来增强身体素质，适合长时间少量服用，每日1~2克为宜。可以含服、嚼服人参为主，也可服用人参粉，每日5克，冲泡饮用，或者通过药膳食补。

人参蒸蛋

组成 鸡蛋1枚，人参粉1克。

做法 取鸡蛋1枚，去壳后盛碗中，再加人参粉1克及水适量调匀；或将鸡蛋顶端钻一个小孔，加入参粉拌匀，外用湿纸粘住，蒸熟。

用法 每日1次服食。

功效 补虚扶正，强身健体。

适宜人群 适用于有健身需求及运动竞技从事者。

人参鸡

组成 母鸡1只，人参5～10克，调料若干。

做法 将人参5～10克放入鸡腹中，缝合肚口后置砂锅中，加水适量，文火炖至肉熟汤浓，即可食鸡饮汤吃参。

用法 每周1～2次。

功效 补充气血，增强体质。

适宜人群 适用于体质较弱者，或需要增强体质、提高运动能力者。

人参茯苓糕

组成 人参30克，茯苓120克，白术90克，莲子90克，山药90克，芡实90克，粳米5000克。

做法 将人参、茯苓、白术、莲子、山药、芡实分别加工成细粉，粳米另磨成粉，过筛后用；将各种粉料一同放盆内，加入适量白糖，加水拌匀，制作糕粉；将拌制好的糕粉放入蒸屉，轻压一下，用刀划成小块，用武火蒸熟。

用法 每日1次，每次食用100～150克。

功效 益气补脾，益肾强身。

适宜人群 适用于因脾胃较弱、饮食不佳及需要增强脾胃功能、强健体质者。

（二）白领群体

现代工作生活节奏快，白领加班频繁，在忙碌的工作中，经常久坐，长时间脑力劳动，睡眠不足，压力过大导致精神紧张，身体处于亚健康状态。

人参能够调营养卫，提神补气，安神助眠，提高记忆和分辨能力，降低疲劳感，改善亚健康状态，从而能够使白领群体保持良好的精神面貌，更加从容地应对工作。白领人群适宜选用简便快捷的服用方法。

首先推荐含服，将人参薄片或参须段直接放入口中，如糖慢慢含化，待无参味时嚼服，或开水泡服人参代茶饮，可反复冲泡，每日用量不超过3克。开水泡服时可以搭配其他中药以达到不同功效。

人参菊花代茶饮

组成 人参3克，菊花6克。

做法 杯中加入适量温开水浸半小时后，冲入沸水至满。

用法 代茶频频饮服。

功效 补气健脾，清肝明目。

适宜人群 适用于长时间面对电脑出现眼干头晕、神疲乏力、头晕、气短懒言、心烦寐差等症状者。可以常饮本茶。

人参麦冬代茶饮

组成 人参3克，麦冬2克。

做法　杯中加入适量温开水浸半小时后，冲入沸水至满。

用法　代茶频频饮服。

功效　补肺健脾，益气养阴。

适宜人群　适用于饮食不规律、气阴两虚者。

人参橘皮代茶饮

组成　人参2克，橘皮3克。

做法　杯中加入适量温开水浸半小时后，冲入沸水至满。

用法　代茶频频饮服。

功效　益气健脾，补虚理气。

适宜人群　适用于久坐脾胃虚弱、素有痰湿、脾虚肥胖者以及气虚乏力、常有便秘、排便不规律者。

人参固本膏

组成　人参30克，生地黄、熟地黄各150克，天冬、麦冬各150克，蜂蜜300克。

做法　将地黄等4味置于砂锅中加水适量浸泡，武火煮开后，转至文火煎煮，每隔1小时取药液1次，反复取3至4次。合并药液，将人参切片加入，用文火煎煮浓缩，至药液呈稠厚状时取出人参，加入蜂蜜，再熬至滴水成珠为度，装瓶备用。

用法　每日2次，早、晚各1次，每次6～9克，用开水化服。

功效　益气养阴，补血生津。

适宜人群　本方源自《医部全录》。适用于平素容易出现身体乏力、急躁易怒、失眠烦热、口燥咽干等属气阴两伤的人群。人参既大补元气又益脾肺之气，同时还能生津补血；熟地配生地滋阴养血、兼清虚热；天冬、麦冬搭配滋补阴液，清心除烦；蜂蜜补中益气，养血生津，气阴两补。

龟鹿二仙膏

组成　龟板240克，鹿角480克，枸杞90克，人参45克，蜂蜜250克。血虚者加黄芪30克，当归30克；肾阳不足者加淫羊藿、肉苁蓉各20克。

做法　将龟板、鹿角捣碎成小块，置砂锅中加水适量煎煮，适量续水，2至3小时后提取煎汁，续水再煎，反复3次，合并煎汁，熬至浓缩黏稠；人参、枸杞另煎，过滤取汁，反复3次，合并煎汁，熬至浓缩稠厚，加入之前熬制的药液及蜂蜜，用文火熬至滴水成珠为度，装瓶备用。

用法　每日1次，每次6～9克，用黄酒兑水，温化服用。

功效　补肾益精，益气养血。

适宜人群　本方源自《证治准绳》。适用于工作强度过大或房事过频出现的早衰，头发早白、脱落，筋骨无力等肾虚精亏者。

（三）高海拔生活人群

由于受高海拔地区缺氧的影响，长期在高海拔地区生活的人微循环与生活在平原地区的人有较大差异。有些人长期存在头痛、气短、胸闷、厌食、头昏、乏力等症状，部分人因含氧量少而出现嘴唇和指尖发紫、嗜睡、精神亢奋、失眠等情况。人参能够促进气血流通，改善高原症状。

人参能够补益心肺、安神益智、调营养卫，促进气血流通，缓解胸闷气短、厌食、头昏乏力的症状；能调节中枢神经系统功能，改善大脑功能和心脏功能，增加心肌收缩力，减慢心率，使心输出量和冠脉血流量增加，有效缓解因环境缺氧而出现的心慌心悸、嘴唇和指尖发紫等症状。

人参中的有效成分可使葡萄糖从无氧代谢途径转变为有氧代谢，从而具有抗高原缺氧能力和"适应原"样作用，增强机体顺应性。因此人参可以改善缺氧状态，帮助人们更好地适应高原环境。

八珍糕

组成　人参15克，山药180克，芡实180克，茯苓180克，莲子肉180克，糯米1000克，粳米1000克，白糖500克，蜂蜜200克。

做法　将人参等各药味分别研为细粉，糯米、粳米磨制为细粉，蜂蜜、白糖调匀，加水适量，煨化，同粉料相拌和匀，摊铺蒸屉内压紧，蒸糕。糕熟切块，烘干即可。

用法　每日2次，早、晚空腹食用。

功效　补肾固精，涩肠止泻，安神益智。

适宜人群　本品记载于《外科正宗》。适用于食欲不佳者、神疲体倦、饮食无味、便溏腹泻等。

（张文风　姜立娟　任吉祥　吴保玉　安良）

第二章
巧妙配伍　祛病健身

针对脑血管、心血管、慢性肺疾病、消化系统、泌尿系统、内分泌系统、血液肿瘤系统等不同病症，通过人参与相关中药材的科学配伍，辨证施治，达到祛病健身的目的。

一、脑血管病

（一）人参治疗认知功能障碍

认知功能是指人脑接受信息、处理信息的功能，包括记忆、语言、执行、计算和理解判断等方面。在中医学中，认知功能障碍属于"呆病"范畴，是以善忘、智能减退、呆傻愚钝，甚至神智异常为主要临床表现的一类疾病。

中医学认为，认知功能障碍是由气血不足、痰蒙心窍导致的。人参具有增强记忆力和开心窍的作用。人参入脾经，可以从根本上增强脾胃功能，有效补脾益气，使五脏气血充足。人参性温，具有温里散寒、温阳利水等功效，可温化痰饮，排除代谢产物，使痰浊之气不再蒙蔽心窍，保证脑功能正常运行。

人参皂苷可以调整因抗生素引起的肠道菌群紊乱，调节高脂饮食引起的肠道菌群失衡，缓解因菌群失调引起的肠道渗漏和代谢性内毒素血症。人参可以抑制血管内皮炎症，防止有害物质损伤脑神经。

1.古方今用

洗心汤

组成 人参、茯苓、酸枣仁各9克，姜半夏、陈皮、神曲各6克，炙甘草、熟附子、石菖蒲各3克。

做法 上述药味同置砂锅中，加水1000毫升浸1.5小时，武火煮沸后，文火煎煮1小时，连煎2次，最终取2次煎汁混合300毫升即可。

用法 每日1剂，分2次于饭后半小时口服。

功效 开郁逐痰，健胃通气。

适宜人群 本方出自《辨证录》。适用于情志损伤、肝气郁结所致的认知功能障碍，其症状表现为终日不语、不饮不食、反应迟钝、智力低下。

注意：附子有毒，可先煎1小时。

2.国医大师验方

开窍安神方 [1]

组成 人参15克，生地黄、石菖蒲、远志、郁金、白芍各20克，百合、紫石英、枸杞各30克。

做法 上述药味同置砂锅中，加水1000毫升浸1.5小时，武火煮沸

[1] 郎宜男.卢芳治疗老年抑郁症经验[N].中国中医药报，2016-09-11（006）.

后，文火煎煮1小时，连煎2次，最终取2次煎汁混合300毫升即可。

用法　每日1剂，昼3夜1，分4次服下。

功效　益气生精，滋阴敛阳。

适宜人群　适用于认知功能障碍表现为善忘、恍惚、善惊易恐者服用。

3.家庭保健

琼玉膏

组成　人参120克，茯苓245克，生地黄1000克，蜂蜜500克。

做法　将人参、茯苓粉碎成细末，生地黄捣碎取汁（捣时不可用铜器或铁器），用绢布过滤蜂蜜，将上述药味搅匀，装入瓷罐内，用20～30层净纸密封。锅内注入水，放入瓷罐，大火煮开后，改用中小火煮熬，放置三天三夜后取出，用蜡封罐口，放入水中再浸10日，入原锅内熬煮一天一夜即成。

用法　每日2次，每次2汤匙，早、晚饭后温开水化服。

功效　健脾补肾，滋肾填精，益髓健脑。

适宜人群　本方记载于《洪氏集验方》。适用于气阴精髓不足导致的记忆力下降、注意力不集中、疲倦乏力者，可作为中老年人的日常保健食品。

（二）人参治疗脑梗死

脑梗死是指因脑部血液供应障碍而导致的脑组织缺血、缺氧性坏死，进而出现神经功能缺损，严重者表现为言语不利、半身不遂，属于中医学"中风""卒中"范畴。脑梗死是全球范围内第二大致死率和致残率的疾病，其常见危险因素有高血压、糖尿病、脂代谢紊乱、肥胖、吸烟、饮酒等。

现代药理学研究证明，人参具有保护血管与神经的作用，能够改善血管内皮功能、促进血管新生、抗血小板聚集和抗凝、调节血脂，减少斑块发生。同时，降低兴奋性氨基酸毒性、减轻自由基[1]损伤、抑制神经细胞凋亡。人参中的皂苷、多糖等有效成分，能够加强机体器官抗应激[2]能力，调节和促进机体免疫功能，能够提升缺血性中风恢复期患者的临床疗效，对运动、感觉、综合康复能力、日常生活能力等多方面都有明显改善作用。

1.古方今用

小续命汤

组成　　人参、麻黄、防己、黄芩、桂心、甘草、芍药、川芎、杏仁各9克，附子5克，防风8克，生姜6克。

做法　　砂锅内加水适量，先煮麻黄15分钟，去沫后加入其他药物，武火煮沸后，文火煎煮1小时，连煎2次，最终取2次煎汁混合300毫升即可。

用法　　每日1剂，于早晚饭后服下。

功效　　祛风散寒，益气活血。

适宜人群　　本方出自《备急千金要方》。适用于中风表现为半身不遂、口眼歪斜、语言謇涩、肢体麻痹、痰涎壅盛、筋脉拘挛、屈伸转侧不便者服用。

注意：附子有毒，可先煎1小时。

---

[1]　自由基：是正常新陈代谢作用的副产品，其有一个多余的不对等的电子，这个激活的电子很活跃，可能伤害临近组织或细胞。

[2]　抗应激：缓解由应激源引起的应激综合征。

2.国医大师验方

调气活血抑邪汤 [1]

组成 人参15克，黄芪30克，丹参、郁金、石菖蒲各9克，川芎、赤芍、当归各12克，全蝎3克，僵蚕、地龙、胆南星、栀子、菊花、通草、荷叶各10克，生姜5克，牡丹皮16克。

做法 上述药味同置砂锅内，加水1000毫升浸1小时，武火煮沸后，文火煎煮1小时，连煎2次，最终取2次煎汁混合300毫升即可。

用法 每日1剂，分2次于早、晚饭后服下。

功效 益气化瘀，豁痰开窍。

适宜人群 适用于中风表现为半身不遂、语言謇涩、肢体麻痹、气短懒言、乏力、易疲劳、喉中痰鸣者服用。

3.家庭保健

补虚正气粥

组成 人参3克，炙黄芪30克，粳米100克。

做法 黄芪、人参切片，冷水浸泡半小时；入砂锅炖成浓汁，取汁，再加水煎取二汁，去滓；将一二煎药液合并，分2份于每日早晚同粳米加水适量煮粥。

用法 每日服1剂，早、晚服用，5天为1疗程，间隔3天后再服。

功效 补正疗虚，健脾益气。

适宜人群 本方原名"补虚正气粥饮"，载于《圣济总录》。适用于中风表现为久病羸瘦、心慌气短、体虚自汗、气虚浮肿者服用。

注意：热证、实证者忌服。

---

[1] 翟磊.孙光荣教授运用中和思想诊疗中风的经验[J].国医论坛，2014，29(06)：12-14.

二、慢性肺疾病

（一）人参治疗慢性支气管炎

慢性支气管炎是由于感染或非感染因素，如病毒或细菌感染、吸烟、污染、遗传等因素，导致的气管、支气管黏膜及周围相关组织的慢性非特异性炎症。主要临床表现为咳嗽、咳痰、偶有气喘。患者早期临床症状较轻，呈进行性发展，晚期可并发慢性阻塞性肺疾病、肺动脉高压及肺源性心脏病。

人参大补元气，入脾、肺经，补益脾肺，亦补肾气，且能培土生金，对于临床中常见的脾肺气虚型慢性支气管炎有较好疗效。但在本病的发作期慎用单味人参，需根据病情不同，适当配伍。人参具有提升免疫力、抗氧化[1]、抗炎等作用，在临床中可应对长期使用抗生素产生的负面效应。

1.古方今用

神秘汤

组成 人参、陈皮、紫苏、桑白皮、生姜各60克。

做法 将上述药物加工成粗粉末，混合装瓶备用，每次取药末15克，加适量水，熬煮取汁即可。

用法 每日1剂，分3次于中饭、晚饭及临睡前服下。

功效 补益肺脾，祛痰止咳。

适宜人群 本方出自《袖珍方》。适用于慢性支气管炎表现为神疲乏力、气短懒言、咳嗽时作、痰多稀薄者服用。

---

[1] 抗氧化：是抗氧化自由基的简称，抑制人体产生自由基。

2.国医大师验方

三阴固本方[1]

组成 人参40克，蛤蚧2对（去眼珠），冬虫夏草20克，紫石英、紫皮胡桃各60克，沉香、川贝母各30克，五味子、山茱萸、枸杞子、白术、巴戟天、熟地黄、甜杏仁、茯苓、炒白果仁、半夏各50克，黄芪、桑白皮、山药各100克，炙甘草35克。

做法 上述药味共研细粉，炼蜜为丸。

用法 每日3次，每次服含生药8~10克的丸药。在易发季节之前服2个疗程，每疗程20天，疗程间休息5天。

功效 补肺益肾，健脾化痰。

适宜人群 适用于慢性支气管炎缓解期、间歇期，以及预防使用。

3.家庭保健

人参薄荷茶

组成 人参5克，麻黄（去根节）2克，薄荷叶30片，生姜3克，芦根15克，石膏（捣碎）30克。

做法 水煎石膏2小时，取汁，倒入砂锅；再将薄荷叶、麻黄、芦根、生姜共研粗末后置砂锅用水煎煮15分钟，去渣留汁；人参另炖取汁，将两汁兑匀，装杯即可。

用法 每日1剂，分2次代茶热饮。

功效 疏风散热，益气生津。

适宜人群 本方出自《太平圣惠方》。适用于慢性支气管急性

---

[1] 李翔，王超，杨冬梅，等.郭子光辨治咳嗽经验 [J].辽宁中医杂志，2011，38(10)：1925-1927.

期，表现为发热恶风、鼻塞流涕、无汗或少汗、心烦口渴、渴喜冷饮、舌红、苔薄黄者服用。

（二）人参治疗慢性阻塞性肺疾病

慢性阻塞性肺疾病，是指以气流阻塞为特征的肺疾病，主要表现为咳嗽、咳痰、呼吸困难、喘息、胸闷、肺结节。该病与有害气体、有害颗粒的异常炎症反应有关，致残率和病死率很高，可进一步发展为肺心病和呼吸衰竭。

人参为补气之要药，补先天之元气，对肺脾心各脏均有补益的效果，可生津固脱，治疗体虚欲脱、气血不足等病证效果良好，可改善倦怠乏力、短气喘促、懒言声微等脾肺气虚症状，同时能够补益心气而安神益智，还能补益肾气，治疗肾不纳气[1]的短气虚喘。人参皂苷 Rb1 可降低肺泡组织氧化酶活性，减缓慢性阻塞性肺疾病病理改变，从而治疗肺气肿。

1.古方今用

人参汤

组成 人参、肉桂各100克，阿胶、紫菀各50克，熟地黄120克，桑白皮240克。

做法 将上述药物分别加工成粗末，混合备用。每次取药末20克，放砂锅内，加生姜1片，饴糖10克，水适量，煎煮取汁即成。

用法 每日1剂，分2次于早、晚饭后服下。

功效 补肺益肾。

---

[1] 肾不纳气：肾具有摄纳肺所吸入的清气的作用，使呼吸维持一定的深度。当肾不纳气时，呼吸就会变得浅短。

适宜人群　本方出自《圣济总录》。适用于慢性阻塞性肺疾病表现为咳喘经久不愈、少痰或无痰、咳吐脓血、身体羸弱者服用。

2.国医大师验方

参蛤定喘散 [1]

组成　人参、紫河车、川贝母、麦冬、北沙参、钟乳石、炙款冬花各20克，蛤蚧1对，化橘红10克，五味子15克。

做法　上述药味研为细末。

用法　每日2次，每次3克，开水冲服。

功效　健脾补肾，纳气平喘。

适宜人群　适用于慢性阻塞性肺疾病缓解期服用。

3.家庭保健

参乳雪梨汁

组成　白参30克，牛奶300毫升，雪梨40克，蜂蜜适量。

做法　将白参置于砂锅中，加水400毫升，煮至剩100毫升；雪梨榨汁；倒入牛奶、雪梨汁混匀，再调入蜂蜜即成。

用法　不拘时服用。

功效　补气润肺。

适宜人群　适用于慢性阻塞性肺疾病，表现为口燥干渴、无痰咽痒者服用。

---

[1]　王发渭，郝爱真.疑难病症经效良方 [M]. 北京：金盾出版社，1995，10.

（三）人参治疗过敏性鼻炎

过敏性鼻炎是一种由过敏物质介导的鼻黏膜慢性变态反应[1]性疾病。主要临床表现为持续发作的鼻塞、鼻痒、打喷嚏、流清涕，还可能伴随流泪、眼痒、嗅觉减退等症状。随着生态环境的变化以及变应原种类的增多，过敏性鼻炎的发病率逐年上升。

人参具有补益强壮，补气固脱，补肺健脾功效，是历代医家治疗鼻鼽的常用药物。人参可以通过增强机体适应性、抑制炎症反应、调节免疫功能、增强人体抗过敏能力、提高抵抗力等，起到治疗过敏性鼻炎的作用。

1.古方今用

理中汤

组成 人参、白术、干姜、炙甘草各9克。

做法 上述药味同置砂锅中，加水浸泡1.5小时，武火煮沸后，文火煎煮1小时，连煎2次，最终取2次煎汁混合即可。

用法 每日1剂，分2次于早、晚饭后半小时口服，服后饮适量热粥助药力。

功效 温中祛寒，补气健脾。

适宜人群 本方出自《金匮要略》。适用于过敏性鼻炎表现为遇冷空气或异味时，症状加重者服用。

---

[1] 变态反应：又称超敏反应。是机体受同一抗原再次刺激后所发生的一种表现为组织损伤或生理功能紊乱的特异性免疫反应。

2.国医大师验方

补肺汤合玉屏风散[1]

组成 人参9克,黄芪25克,白术15克,防风8克,五味子5克,熟地黄20克,紫菀、桑白皮各10克。

做法 将上述药味同置砂锅中,加水1000毫升浸1小时,武火煮沸后,文火煎煮1小时,连煎2次,最终取2次煎汁混合300毫升即可。

用法 每日1剂,分2次于早、晚饭后半小时口服。

功效 补肺益气。

适宜人群 适用于过敏性鼻炎表现为喘促短气、气怯声低、咳声低弱、吐痰稀薄、自汗畏风者服用。

3.家庭保健

人参补膏

组成 人参15克,黄芪200克,茯苓、莲肉各150克,甘草50克,蜂蜜300克。

做法 将人参等5药味置于砂锅中,加水适量浸泡1小时后煎煮,适量续水,煎出药汁后,续水再煎。如此反复三次,去除药渣后合并煎汁。继续煎熬浓缩,加入蜂蜜继续熬至滴水成珠为度,装瓶备用。

用法 每日2次,每次服2汤匙,于早、晚饭后用温开水化服。

功效 健脾养胃,强身健体。

适宜人群 适用于过敏性鼻炎患者平时服用,以增强抵抗力。

---

[1] 卜献春,刘芳.刘祖贻临证精华[M].北京:人民卫生出版社,2013:94.

（四）人参治疗自汗

自汗是指不因外界环境因素影响，白天时时汗出，动则加重的一类疾病，并伴有肢体倦怠、神疲乏力、面色少华等气虚的表现。

1.古方今用

人参丸

组成 人参、白术、茯苓、山药、石斛、五味子、生黄芪各30克。

做法 将上述药味加工成细粉，过筛混合均匀后用蜜制成蜜丸，阴干，装瓶备用。

用法 每日2次，每次3克，于空腹时用米汤送服。

功效 补益精气。

适宜人群 本方出自《类证普济本事方》。适用于自汗表现为自汗出、头晕眼花、气短懒言、口干咽燥、饮食减少者服用。

2.国医大师验方

补肺益气哮喘方[1]

组成 人参、桑白皮、地骨皮、杏仁、炙甘草各15克，当归、陈皮各12克，黄芪35克。

做法 将上述药味同置砂锅中，加水1000毫升浸1小时，武火煮沸后，文火煎煮1小时，连煎2次，最终取2次煎汁混合300毫升即可。

用法 每日1剂，分2次于早、晚饭后半小时口服。

功效 补肺益气。

---

[1] 段富津. 段富津医案精编 [M]. 北京：科学出版社，2016：15-16.

适宜人群 适用于自汗表现为自汗出、气短乏力、动则气促、甚则不能平卧、咳嗽胸闷、痰白质黏者服用。

3.家庭保健

参术散

组成 人参30克，白术60克，肉桂21克。

做法 将上述药味分别加工成粗粉末，过筛混合均匀后装瓶备用。

用法 每日2次，每次3克，于空腹时用温开水送服，也可以水煎取汁温服。

功效 益气温阳。

适宜人群 本方出自《赤水玄珠》。适用自汗表现为常自汗出、肢冷不温、饮食减少、大便溏薄、小便清长者服用。

三、心血管疾病

（一）人参治疗冠心病

冠心病，全称为冠状动脉粥样硬化性心脏病，主要是因为血管腔狭窄或阻塞导致的心肌缺血、缺氧，甚至坏死，表现为心前区憋闷、疼痛，活动后加重。

人参具有"通经活血"的作用，即人参具有活血和疏通经脉的功效，不仅能补脾气，还能益心血，从而起到缓解因瘀血导致心前区疼痛这一症状的作用。心气不足者，表现为心痛、心中悸动、面色白、短气乏力；心阴不足者，表现为心痛、心烦不适、夜来多梦且舌红少津。人参的有效成分能抑制血小板聚集，调节血脂水平，能有效改善心肌缺血，降低冠心病风险。人参可以通过抗心肌氧化、抗心肌缺血、抗炎、扩张血管、抗凝血等功效来治疗冠心病，并且能提高心脏的收缩能力和频率，使血液流动加快，促进体内新陈代谢，进而调整机体的营养状况，减缓体力衰退，增强抵抗力。

1.古方今用

天王补心丹

组成　人参、茯苓、玄参、丹参、桔梗、远志各5克，当归、五味子、麦冬、天冬、柏子仁、炒酸枣仁各9克，地黄12克。

做法　将上述药味研为细末，炼蜜为小丸。

用法　每日2次，每次6~9克，于早、晚饭后温开水送服。

功效　滋阴清热，养血安神。

适宜人群　本方出自《校注妇人良方》。适用于冠心病表现为心悸怔忡、虚烦失眠、神疲健忘、手足心热、口舌生疮、大便干结、舌红少苔、脉细数者服用。

2.国医大师验方

芪丹护心饮 [1]

组成　生晒参、郁金、降香、水蛭各10克，黄芪、葛根、丹参、山楂各30克。

做法　将上述药味同置砂锅，加水1000毫升浸1小时，武火煮沸后，文火煎煮1小时，连煎2次，最终取2次煎汁混合300毫升

---

[1]　周慎，刘祖贻. 国医大师刘祖贻治疗冠心病经验 [J]. 湖南中医药大学学报，2017，37(01)：9-12.

即可。

用法　每日1剂，分2次于早、晚饭后半小时口服。

功效　益气活血，通络止痛。

适宜人群　适用于冠心病表现为心前区憋闷或者疼痛、动则加重、心悸不宁者服用。

3.家庭保健

参芪酒

组成　约10克鲜人参1支，生晒参5克，黄芪25克，白酒400毫升。

做法　将生晒参放瓶内，倒入白酒100毫升，浸泡15天；黄芪加水煎取汁，连煎2次，将2次煎汁浓缩至200毫升，待凉后倒入浸生晒参的酒瓶内，放入鲜人参，再加白酒300毫升，密封浸泡15天即成。

用法　每日2次，每次30毫升，于食前饮服。

功效　补气强身。

适宜人群　适用于冠心病表现为神疲懒言、动则气短、心悸不宁、健忘、自汗出、形寒肢冷、饮食减少、大便溏薄者服用。

（二）人参治疗心律失常

心律失常是指心脏冲动的频率、节律、起源部位、传导速度或激动次序的异常；其可见于生理情况，更多见于病理性状态，包括心脏本身疾病和非心脏疾病。

人参可以调节多个离子通道（钙离子、钾离子和钠离子通道）改变其电生理活动，从而改善心律失常。例如人参皂苷 Re、人参皂苷 Rg1 可以调节钙离子通道，起到抑制心律失常的作用。人参还可以改善微循环，增强心肌的收缩力以调整心律失常。

1.古方今用

归脾汤

组成 人参、木香各9克，白术、茯神、黄芪、龙眼肉、炒酸枣仁各18克，炙甘草6克，当归、远志各3克。

做法 将上述药味加生姜5片，大枣1枚同放砂锅内，加水1000毫升浸半小时，武火煮沸后，文火煎煮1小时，连煎3次，最终取3次煎汁混合300毫升即可。

用法 每日1剂，分3次于中饭、晚饭及临睡前服下。

功效 益气补血，健脾养心。

适宜人群 本方原载于《济生方》，但无当归、远志，至明代《内科摘要》中补入此二药，沿用至今。适用于心悸表现为惊悸、盗汗、嗜卧食少者服用。

2.国医大师验方

益气温阳、滋阴养血方 [1]

组成 人参15克，黄芪30克，桂枝15克，生地黄25克，麦冬15克，当归15克，川芎15克，丹参20克，石菖蒲15克，五味子15克，远志10克，酸枣仁15克，柏子仁15克，炙甘草25克。

做法 将上述药味同置砂锅中，加水1000毫升浸半小时，武火煮沸后，文火煎煮1小时，连煎3次，最终取3次煎汁混合300毫升即可。

用法 每日1剂，分2次于中饭及临睡前服下。

---

[1] 范东明，段凤丽，李冀. 段富津教授治胸痹经验（一）[J]. 中医药信息，2002(05)：36-37.

功效　补阳益气，养心安神。

适宜人群　适用于心悸表现为气短、周身乏力、动则尤甚、盗汗、面色无华、失眠多梦、舌淡少苔、脉沉弱者服用。

3.家庭保健

人参葡萄酒

组成　人参20克，葡萄90克，冰糖90克，白酒1000毫升。

做法　将人参、葡萄、冰糖浸入白酒中约7日后即可取饮。

用法　每日2～3次，每次20毫升，于饭前服用。

功效　补肝肾，强腰脊，健脾益气，益寿延年。

适宜人群　本方出自《本经逢源》。适用于心悸患者平时服用。

（三）人参治疗虚性原发性高血压病

高血压是以体循环动脉压升高为主要临床表现的心血管综合征，在未用抗高血压药的情况下，非同日3次测量，收缩压 ≥ 140 mmHg 和（或）舒张压 ≥ 90 mmHg，可诊断为高血压。

气血不足、肝肾亏虚是虚性原发性高血压病的病机关键，其治疗应以补气养血益肾为主要方法。人参补中益气、补益肝肾，能够与降压药物形成互补，从根本上改善虚性原发性高血压病所表现的气血不足、肝肾亏虚等症状。

老年高血压病患者，其发病与气血两亏相关，同时由于长期患病易导致情志不节，继而产生忧虑、哀愁等情绪，加重高血压病情。人参健脾气、养心血，增加气血生化，荣养心脏，能够调节负面情绪，改善睡眠质量，有效应对老年高血压病患者焦虑抑郁状态，缓解患者心悸、焦虑、胸闷、乏力、失眠等症状。

人参皂苷具有扩张血管、增强耐缺氧能力、降低血脂以及抗动脉粥样硬化的作用。人参皂苷Rb1能够对高血压症状起到缓解作用，并且可以延缓高血压的发展进程，对心肌细胞起到保护作用。大剂量快速静脉注射含有人参提取物的注射液有明显的降压作用，不增加心肌耗氧量，故可用于高血压急症的治疗。

1.古方今用

补中益气汤

组成　人参、黄芪、白术、陈皮各10克，升麻、柴胡、甘草各8克，当归12克。

做法　将上述药味同置砂锅中，加水1000毫升浸半小时，武火煮沸后，文火煎煮1小时，连煎2次，最终取2次煎汁混合300毫升即可。

用法　每日1剂，日2次，空腹服。

功效　补中益气健脾，升阳举陷。

适宜人群　本方出自《内外伤辨惑论》。适用于虚性原发性高血压病表现为头晕、肢体麻木、精神不振、疲倦、气短乏力、腹胀便溏、形体肥胖、舌淡胖、舌边有齿痕、脉细无力、收缩压不高、舒张压升高者服用。

2.国医大师验方

升阳益胃汤加减[1]

组成　人参10克，黄芪30克，茯苓20克，白术15克，半夏15

---

[1]　左军，运峰，李冀．段富津教授治疗眩晕验案举隅（一）[J]．中医药学报，2009，37(06)：46-47.

克，陈皮15克，炙甘草15克，柴胡10克，防风15克，羌活15克，独活15克。

做法 将上述药味同置砂锅中，加水1000毫升浸半小时，武火煮沸后，文火煎煮1小时，连煎2次，最终取2次煎汁混合300毫升即可。

用法 每日1剂，分2次，空腹服。

功效 健脾益胃，升阳化湿。

适宜人群 适用于虚性原发性高血压病表现为眩晕、乏力、气短懒言、恶心或伴有呕吐者服用。

3.家庭保健

人参粥

组成 人参3克，粳米100克，冰糖适量。

做法 人参（切片或打细粉）、粳米入砂锅，加水适量煮至粥熟；再将化好的冰糖汁加入，拌匀，即可食用。

用法 不拘时服。

功效 生津安神。

适宜人群 适用于虚性原发性高血压病表现为神疲乏力、动则气喘、自汗纳呆、便溏者服用；亦可用于年老体弱、全身无力、倦怠欲睡而又久不能入寐者服用。

使用注意： 人参一般只适用于虚证，实证、热证而正气不虚者忌用。

（四）人参治疗慢性低血压病

成人收缩压低于 90 mmHg，舒张压低于 60 mmHg，称为低血压病。慢性低血压病指血压呈持续降低的状态，常见于体质较瘦弱的人，女性较多见。多数人无自觉症状，在体检中偶然发现低血压；

少数人有头晕、精神疲倦、头痛、心悸、心前区重压感，甚至晕厥等症状。低血压病对老年人的身体健康影响更大，可导致老年人心、脑、肾等重要脏器灌注不足，暴发脑卒中、心肌梗死等严重并发症。

中药治疗低血压病大多采用补益法，如参麦注射液、生脉饮、升压汤等，大多是人参同其他中药组成方剂，来达到升高血压的目的。人参具有大补元气、健脾益肺、复脉固脱之功效，从益气的角度入手达到提升血压的目的。尤其是人参作为一种适应原[1]性药物对机体多系统具有双向调节作用，如对血压、血脂及血糖的调节。人参小剂量服用有良好的升压作用。

1.古方今用

升阳益胃汤

组成 黄芪30克，半夏、人参、炙甘草各15克，独活、防风、白芍、羌活各9克，橘皮6克，茯苓、柴胡、泽泻、白术各5克，黄连1.5克，生姜3片，大枣1枚。

做法 上述药味同置砂锅中，用冷水没过药材2～5厘米，浸泡半小时，武火煮沸后，文火煎煮1小时，连煎2次，最终取2次煎汁混合300毫升即可。

用法 每日1剂，分2次早、晚饭后温服。

功效 益气，升阳，除湿。

适宜人群 本方出自《内外伤辨惑论》。适用于低血压病怠惰嗜卧、四肢乏力、体重节痛、口苦舌干、饮食无味、大便不调、小便频数者服用。

---

[1] 适应原：激活先天防御系统，增加对压力的抵抗力，使生物体适应压力。

2.国医大师验方

益气养阴方[1]

组成 人参15克，黄芪30克，麦冬20克，地黄20克，五味子15克，炙甘草15克。

做法 上述药味同置砂锅中，加水1000毫升，武火煎沸后，文火煎煮1小时，连煎2次，最终取2次煎汁混合300毫升即可。

用法 每日1剂，分2次于早、晚饭后口服。

功效 益气养阴。

适宜人群 适用于低血压病表现为心悸、气短、自汗、五心烦热、口干、舌红少苔、脉虚数无力者服用。

3.家庭保健

人参散

组成 红参，白参或生晒参。

做法 粉碎制成散剂。

用法 每日2次，每次2克冲服。

功效 大补元气，补气生血。

适宜人群 适用于低血压病表现为头晕、乏力者服用。

---

[1] 范东明，段凤丽，李冀.段富津教授经验方（一）[J].中医药信息，2002(05)：36-37.

四、消化系统疾病

（一）人参治疗慢性胃炎

慢性胃炎是指不同病因引起的胃黏膜慢性炎症或萎缩性病变，大多与幽门螺杆菌感染有关。慢性胃炎主要表现为上腹痛、腹胀、嗳气等症状。本病的发病率在各种胃病中居首位，且发病率随年龄增长逐渐增高。

人参具有健脾和胃、甘温益气之效，使气机[1]上下通调，从而帮助和促进人体内阴阳的调和，消除体内存在的邪毒之气，发挥和胃之功效。需要注意的是补脾宜以健脾为主，虽有脾胃虚弱之证，但不宜滥用补药，补脾药物多甘润，容易导致虚不受补。

胃黏膜糜烂和溃疡形成的主要原因是幽门螺杆菌感染。人参具有修复黏膜，改善胃肠功能的作用；还可以增加胃黏液层磷脂及氨基己糖的含量，促进黏膜细胞再生修复；抑制有害物质引起的胃黏膜损害，削弱相关因子对胃黏膜的损伤；同时提高机体免疫功能，在一定程度上逆转癌前病变。人参可通过降低炎性反应，调节胃肠激素水平，发挥改善胃动力的作用。

1.古方今用

半夏泻心汤

组成 人参、黄芩、干姜、炙甘草各9克，黄连3克，半夏10克，大枣3枚。

做法 上述药味同置砂锅中，加水1500毫升，武火煮沸2～3分钟

---

[1] 气机：人体内气的正常运行。

后，转文火煎45分钟，取汁200~300毫升即可。

用法▶ 每日1剂，分2次于早、晚饭后口服。

功效▶ 理气和胃，寒热平调。

适宜人群▶ 本方出自《伤寒论》。适用于慢性胃炎表现为胃脘痞胀、疼痛、舌红、苔黄且厚腻、口苦口臭、恶心呕吐、小便黄、大便黏滞、脉滑数者服用。

2.国医大师验方

消痈溃得康[1]

组成▶ 人参10克，黄芪15克，黄连6克，蒲公英15克，苦参10克，浙贝母10克，海螵蛸15克，白及10克，柴胡10克，甘草10克。

做法▶ 上述药味同置砂锅中，加水1500毫升浸泡1小时，武火煎沸后，文火煎煮1小时，连煎2次，最终取2次煎汁混合300毫升即可。

用法▶ 每日1剂，分2次于早、晚饭后口服。

功效▶ 清热解毒，消痈生肌。

适宜人群▶ 适用于慢性胃炎发作期服用。

3.家庭保健

参苓粥

组成▶ 人参5克，茯苓15克，生姜6克，粳米20克。

做法▶ 人参、生姜切薄片，茯苓捣碎，放入砂锅，加水浸泡半小

[1]　白光，王垂杰，姜巍，等.消痈溃得康颗粒对胃溃疡活动期患者血清三叶因子及表皮生长因子的影响[J].中国中西医结合消化杂志，2011，19(01)：1-4.

时，加热取汁，可再重复1次，合并2次滤汁，倒入砂锅，下粳米煮至粥成即可。

用法　每日1剂，分2次早、晚空腹时温服。

功效　益气健脾，渗湿养胃。

适宜人群　适用于慢性胃炎表现为神疲乏力、脘腹痞满、反胃呕吐、便溏者服用。

（二）人参治疗慢性腹泻

慢性腹泻主要是指患者的排便次数明显高于日常习惯频率，且便质稀薄，水分明显增加，病程至少为4周。长期慢性腹泻可导致患者免疫力降低，出现严重营养不良，威胁患者生命健康。

人参健脾益胃、甘温益气，能够提升胃肠动力，使腹泻症状得到明显改善。人参能有效降低肠黏膜损伤，使肠黏膜的通透性降低，起到修复、保护肠黏膜的作用。人参可有效抑制慢性腹泻患者肠道氧化应激反应，降低肠腔内抗原性物质诱发的炎症因子释放，改变机体的反应性，增强机体对各种有害刺激的反应能力，抵抗外源性药物、食物等对胃肠的刺激，从而有效减少腹泻症状和频率。

1.古方今用

参苓白术散

组成　人参10克，茯苓12克，白术12克，炒山药15克，炒薏苡仁15克，砂仁6克，莲子10克，扁豆10克，桔梗10克，炙甘草5克。

做法　将上述药味同置砂锅中，加水300毫升浸泡15分钟，武火煮沸后，文火煎煮1小时，连煎2次，最终取2次煎汁混合300毫升即可。

用法　每日1剂，分2次于早、晚饭后温服。

功效 渗湿止泻、益气健脾。

适宜人群 本方出自《太平惠民和剂局方》。适用于慢性腹泻表现为大便粘腻不爽、食少、腹胀、倦怠乏力者服用。

2.国医大师验方

温中散寒方[1]

组成 人参15克，焦白术15克，干姜10克，半夏15克，陈皮15克，香附15克，砂仁15克，高良姜10克，炙甘草10克。

做法 上述药味同置砂锅中，加水1000毫升，武火煎沸后，文火煎煮1小时，连煎2次，最终取2次煎汁混合300毫升即可。

用法 每日1剂，分2次早、晚饭后温服。

功效 补气温中，散寒止痛。

适宜人群 适用于浅表性胃炎、萎缩性胃炎，中焦虚寒证。症见胃痛隐隐，喜温喜按，进食后疼痛缓解，手足不温，舌淡，脉弦无力。

3.家庭保健

六神膏

组成 人参30克，白术、茯苓、甘草、扁豆各100克，黄芪150克，蜂蜜500克。

做法 人参等6药味置于砂锅中，加水浸泡后煎煮，去渣取汁，连煎3次，合并药汁，继续煎熬至浓缩稠厚状，最后加入蜂蜜熬至

---

[1] 李冀，段凤丽.中国现代百名中医临床家丛书·段富津 [M].北京：中国中医药出版社，2007：203-204.

滴水成珠为度，冷却后装瓶备用。

用法 每日2次，早、晚空腹温开水冲服，每服2汤匙。

功效 补脾益胃。

适宜人群 适用于慢性腹泻表现为大便粘腻、食少纳呆、气短懒言者服用。

(三)人参治疗便秘

便秘指排便次数减少，每周排便少于3次，大便硬结或呈团块；或粪质不干但排便费力；或有排便不尽感；或排便时需用手法协助的病症。便秘既可作为功能性疾病独立存在，也可作为症状见于多种疾病。老年人是该疾病的好发人群。

人参能补气开塞，恢复脾胃升降功能，使得全身气机协调，大便通畅。便秘患者肠道菌群处于失衡状态，人参中的多糖成分通过扶植肠道有益菌、抑制有害菌以调节各菌群之间的平衡，从而起到治疗便秘的作用。人参多糖成分可以部分水解成为单糖，产生甜味，且以益生元的形式促进肠道内益生菌生长，恢复肠道菌群的稳态，改善肠道功能；可促进肠道消化酶（淀粉酶）分泌增加，有益于肠道蛋白酶活性升高，抑制木聚糖酶活性，降低纤维素酶活性恢复至正常，通过调节上述肠道酶活性，增强胃肠蠕动，从而提高消化能力，改善便秘症状。

1.古方今用

黄芪汤合四君子汤

组成 人参10克，黄芪10克，白术12克，火麻仁12克，郁李仁12克，陈皮10克，厚朴10克，杏仁10克，炙甘草5克，白蜜（调服）10克。

做法 人参等9药味置于砂锅中，加水1000毫升浸半小时，武火煮沸后，文火煎煮1小时，连煎2次，最终取2次煎汁混合300毫升即可，加白蜜调服。

用法 每天1剂，分2次于早、晚饭后服用。服药期间忌食辛辣刺激食物，注意休息，避免不良情绪刺激。

功效 益肺养阴，健脾益气，润肠通便。

适宜人群 两方均出自《太平惠民和剂局方》。适用于便秘表现为排便困难、面色萎黄、语声低微、气短乏力、舌淡苔白、脉虚数者服用。

2.国医大师验方

肺气亏虚方 [1]

组成 人参8克，胡桃肉30克，白术12克，茯苓20克，炙甘草6克。

做法 上述药味同置砂锅中，加水1000毫升浸半小时，武火煮沸后，文火煎煮1小时，连煎2次，最终取2次煎汁混合300毫升即可。

用法 每日1剂，分2次于早、晚饭后服用。

功效 补肺气，助通便。

适宜人群 适用于便秘表现为排便困难、气短、自汗、脉虚者服用。

---

[1] 吴嘉瑞，张冰. 颜正华教授治疗便秘经验介绍 [J]. 新中医，2009，41 (9)：11-12.

3.家庭保健

人参牛髓膏

组成 人参、牛髓、桃仁、杏仁、山药各60克，蜂蜜240克，核桃肉90克。

做法 将人参、桃仁、杏仁、山药、核桃肉研为细末备用；将牛髓放入锅内，加热溶化，再加入蜂蜜熬炼，煮沸后滤去滓，加入诸药末，用竹片不断搅拌，至黄色为度，冷却后装瓶备用。

用法 不拘时服，空腹时细嚼。

功效 益气补虚，润肠通便。

适宜人群 适用于年老体衰导致的习惯性便秘者服用。

五、泌尿系统疾病

（一）人参治疗慢性肾炎

慢性肾炎是以蛋白尿、血尿、水肿及高血压为特征的原发于肾小球的疾病，多发于中青年。本病病程长，病情发展缓慢，会逐渐发展成为慢性肾衰竭。

人参益气生血，适用于慢性肾炎出现血虚证，如面色萎黄无华、眼睑及唇甲苍白、心悸气短、头晕目眩、舌淡脉细等。此类患者在服用补血（补血食品）药的同时，可另用红参炖服，以益气生血。人参的主要活性成分有人参皂苷、人参多糖，二者都有提高机体免疫力的作用，可通过抑制氧化应激、抗氧化、清除氧自由基等途径实现对肾脏的保护作用。人参具有降低血糖及血脂，双向调节血压等作用，可有效避免"三高"对肾脏的损伤。

1.古方今用

麦门冬煎

组成 人参、黄芪、麦冬（去心）各60克，白茯苓、山茱萸、山药、肉桂心各40克，生地黄30克。

做法 将上述药味分别加工成细粉末，混合过筛，取粉备用。

用法 每日3次，每次取1匙，用温开水化开饮服。亦可用大麦100克煎取汁调服，其效尤佳。

功效 温阳健脾，利水渗湿。

适宜人群 本方出自《三因极—病证方论》。适用于慢性肾炎表现为腰膝酸软、形寒怕冷、小便频数、混浊如膏者服用。

2.国医大师验方

中满分消饮 [1]

组成 人参10克，川厚朴15克，枳实15克，黄连10克，黄芩15克，半夏15克，陈皮15克，知母15克，泽泻15克，茯苓10克，砂仁10克，干姜10克，姜黄5克，白术15克，猪苓15克，甘草10克。

做法 上述药味同置砂锅中，加水1000毫升浸半小时，武火煮沸后，文火煎煮1小时，连煎2次，最终取2次煎汁混合300毫升即可。

用法 每日1剂，分2次于早、晚饭后服用。

功效 清热利湿，理气和中。

适宜人群 适用于慢性肾炎表现为脘腹胀满、食欲不振、口苦咽干、小便短赤、舌红苔黄腻、脉滑者服用。

[1] 张佩青.张琪教授辨治慢性肾病的经验（一）[J].中国临床医生，2000，28(2)：22-25.

3.家庭保健

人参归芪猪肾汤

组成 人参6克，当归5克，黄芪3克，猪肾2个，淡豆豉10粒，生姜3片。

做法 猪肾洗净，去筋膜，放入砂锅中加水适量，煮熟取汁500毫升；再入其他药材；武火煮沸后，改用文火煎煮，取汁250毫升即可。

用法 每日1剂，分2次服下。猪肾切片调入食盐，可佐餐食用。

功效 补肾健脾，散寒通阳。

适宜人群 适用于慢性肾炎表现为腰膝酸软、畏寒肢冷、自汗者服用。

（二）人参治疗前列腺肥大

前列腺肥大，即良性前列腺增生，是老年男性以排尿困难为主要症状的常见疾病，主要是由于年龄增长导致激素水平的变化所致。本病主要临床表现为排尿踌躇、夜尿增多、尿失禁、排尿不尽、漏尿等。本病发病率随着年龄增高呈上升趋势。

人参具有大补元气的作用，元气发于肾，乃是先天之精所化，借三焦的通路遍布全身，推动全身脏腑的活动，元气与肾之阳气同根同源，因此人参可以治疗因为肾阳气虚衰引致的前列腺肥大。此外，人参可以提高性激素水平，扭转雌雄激素失衡状态。

1.古方今用

春泽汤

组成 红参、麦冬各5克，泽泻9克，猪苓、赤茯苓、白术各6克，肉桂、柴胡各3克，灯芯草1束。

做法 上述药味同置砂锅中，加水1000毫升浸半小时，武火煮沸后，文火煎煮1小时，连煎2次，最终取2次煎汁混合400毫升即可。

用法　每日1剂，分2次于空腹时服下。

功效　利水渗湿，益气养阴。

适宜人群　本方出自《奇效良方》。适用于前列腺肥大表现为小便不利、神疲乏力、气短懒言、心悸不宁、睡眠差者服用。

2.国医大师验方

三核汤[1]

组成　人参8克，山楂核、橘核、荔枝核各15克，川楝子、木香、鬼箭羽、延胡索、小茴香、益智仁各10克，乌药、蛇床子、柴胡、甘草各6克。

做法　上述药味同置砂锅中，加水1000毫升浸半小时，武火煮沸后，文火煎煮1小时，连煎2次，最终取2次煎汁混合400毫升即可。

用法　每日1剂，分2次于空腹时服下。

功效　益气化瘀，温通散结。

适宜人群　适用于前列腺肥大表现为小便不利、畏寒肢冷、小腹自觉隐痛坠胀不适、排尿后疼痛者服用。

3.家庭保健

利水饮

组成　生晒参、赤茯苓各30克，木通15克。

做法　将上述药味分别加工成粗末，混合备用。每次取药末30

---

[1]　吴金鸿，张李博，王瑶，等．国医大师王世民教授辨治良性前列腺增生症经验 [J]．河北中医，2021，43（08）：1241-1244．

克，加入生姜3片，大枣2枚，同置砂锅中，加水适量，武火煮沸后，文火煎煮，连煎3次，最终取3次煎汁混合300毫升即可。

用法 每日1剂，分3次于食后服下。

功效 清利水湿。

适宜人群 适用于前列腺肥大表现为小便不利、腹中胀急、饮食减少者服用。

六、内分泌系统疾病

（一）人参治疗糖尿病

糖尿病的主要特点是血糖超过正常水平，典型临床表现为多饮、多尿、多食、消瘦，即"三多一少"症状。这一疾病大多是由各种致病因子作用于机体导致胰岛功能减退、胰岛素抵抗[1]而引发的糖代谢紊乱。

"治未病"思想可以作为防治糖尿病发生的理论指导，通过养生手段或者进行食补、药补来顾护人体的正气。可以适当进食人参以大补元气，防止疾病的发生。人参入脾经，可以有效补脾益气、调畅中焦气机。在糖尿病前期采取有效的干预手段，比治疗糖尿病要容易得多，而且见效快，有望使胰岛细胞分泌功能恢复正常和改善胰岛素的抵抗状态，可以减少和阻止其发展成糖尿病。

人参中含有的多种成分均对降低血糖具有良好作用，人参的多种皂苷均能改善胰岛素抵抗。人参中的海洋胶原肽能够缓解胰岛细

---

[1] 胰岛素抵抗：胰岛素不能发挥其正常的降低血糖作用。

胞的结构损伤，提高胰岛素的生物学活性。人参中的低聚肽可以通过保护胰岛 β 细胞，提高胰岛素敏感性，达到降血糖作用。人参中的山柰酚可以抑制糖尿病肝脏炎症反应，从而增强糖尿病胰岛素信号传导。人参中的豆甾醇属于植物甾醇，能够通过减少氧化应激、减轻炎症反应、减少胰岛 β 细胞损伤，发挥治疗和保护作用。

1.古方今用

人参石膏汤

组成　生晒参1.5克，石膏15克，知母10克，生甘草6克。

做法　上述药味同置砂锅中，加水适量浸半小时，武火煮沸后，文火煎煮，连煎2次，最终取2次煎汁混合200毫升即可。

用法　每日1剂，分2次于空腹时温服。

功效　清热润肺，益气养阴。

适宜人群　本方出自《素问气宜病机保命集》。适用于糖尿病表现为烦渴多饮、形体消瘦、大便干结者服用。

2.国医大师验方

消渴经验方[1]

组成　人参10克，生黄芪、怀山药、茯苓各30克，炒白术、生地黄、熟地黄各12克，山茱萸、天花粉、五味子、炒杏仁、补骨脂、泽泻各15克。

做法　上述药味同置砂锅中，加水适量浸半小时，武火煮沸后，文火煎煮，连煎2次，最终取2次煎汁混合300毫升即可。

---

[1]　吴嘉瑞，张冰. 国医大师颜正华诊疗消渴的辨证思路与医案举隅 [J]. 国际中医中药杂志，2012，34(2)：181-183.

用法 每日1剂，分2次早、晚温服。

功效 补气养阴，健脾补肾。

适宜人群 适用于糖尿病表现为烦渴多饮、乏力、精神不振者服用。

3.家庭保健

茯苓人参散

组成 人参100克，茯苓200克，甘草50克，牛乳1000毫升。

做法 取纯净水1000毫升，先加入甘草，煮取800毫升，去除甘草，过滤取汁；加入茯苓，文火慢煎，煮取300毫升；加入牛乳；再加入人参，文火慢煎，令汁尽，仍搅药令稠，自然晒干，捣筛为散。

用法 每日3次，每次1勺，温水送服。

功效 健脾益气。

适宜人群 本方出自《外台》卷十引《救急方》一书。适用于壮年却羸急不堪的糖尿病患者；亦适用于容易发展成为糖尿病的体虚偏于肥胖的中青年人群。

（二）人参治疗更年期综合征

更年期综合征是指妇女在更年期前后体内性激素波动变化所致的躯体及精神心理症状，主要临床表现为月经紊乱、潮热、失眠、心悸、头痛、耳鸣、急躁易怒、焦虑不安和骨质疏松等。

更年期是女性衰老的过渡时期，脾肾两虚是机体衰老的本质。人参味甘，可以很好地补益脾气，从而使脏腑气血充足，所以更年期患者可以通过服用人参来补益脾肾，缓解更年期的诸虚症状。崩漏是更年期疑难急重症之一，其主要机理是冲任不固，不能制约经血。"有形之血不能速生，无形之气宜当急固"，可以用人参来治疗更年期出现的气虚不能摄血导致的崩漏。

更年期综合征的病理是卵巢功能下降，引起一系列临床表现。人参具有抗衰老、抗氧化、促进细胞增殖与分化等作用，能有效促进各级卵泡的形成，下调衰老因子的表达，抑制卵泡的闭锁，发挥增强卵巢功能的作用。

1.古方今用

圣愈汤

组成   生地黄1克，熟地黄1克，川芎1克，人参1克、当归1.5克，黄芪1.5克。

做法   上述药味同置砂锅中，加水600毫升浸半小时，武火煮沸后，文火煎煮，煎至300毫升。

用法   不拘时服。

功效   益气补血，固摄血液。

适宜人群   本方出自《兰室秘藏》。适用于更年期崩漏证表现为失血过多、气血两虚、面色无华、体倦神衰、夜寐不宁、舌质淡、脉细弱者服用。

2.国医大师验方

毓麟珠加味 [1]

组成   人参10克，白术12克，茯苓10克，炙甘草4克，当归15克，川芎10克，白芍12克，熟地黄12克，菟丝子10克，杜仲12克，

---

[1] 张学文. 现代著名老中医名著重刊丛书·第9辑·疑难病证治 [M]. 北京：人民卫生出版社，2013：326.

鹿角霜10克，川椒2克，紫河车3克，丹参15克，香附10克。

做法 上述药味同置砂锅中，加水1000毫升浸半小时，武火煮沸后，文火煎煮1小时，连煎2次，最终取2次煎汁混合400毫升即可。

用法 每日1剂，分2次于早、晚饭后口服。

功效 温肾阳，补气血，调冲任。

适宜人群 适用于更年期综合征表现为面色晦暗、腰酸腿软、小腹冷坠、性欲淡漠、小便清长者服用。

3.家庭保健

阿胶益寿膏

组成 红参、木香、炙甘草各30克，熟地黄、何首乌各150克，阿胶75克，炙黄芪、陈皮各60克，红糖适量。

做法 将阿胶除外的红参等7药味置于砂锅中，加水适量浸1小时，武火煮沸后，文火煎煮1小时，连煎2次，煎取汁，连煎2次，混合煎汁，兑入阿胶，中火熬至浓缩，加入红糖适量熬制，滴水成珠即成。

用法 每日服1次，每次取1匙，用温水化开，于空腹时服下。

功效 补气益血，调养心脾。

适宜人群 适用于更年期综合征表现为面色苍白、精神疲乏、性情淡漠、呼吸气短、头晕眼花、失眠多梦、手足麻木者服用。

（三）人参治疗甲状腺功能减退

甲状腺功能减退，是指甲状腺合成分泌甲状腺激素减少或生理效应不足而引起的以基础代谢率降低为特征的内分泌疾病，常见症状有面色苍白、表情淡漠等。除一般表现外，还可能出现神经系统、心血管系统、消化系统和内分泌系统紊乱的表现，如记忆力减退、心动过缓、便秘和肌无力等症状。

人参可以提高代谢能力，从而改善甲状腺功能减退的症状。甲状腺功能减退常伴有记忆力减退等神经系统的病变，人参有保护神经系统的作用，人参皂苷对大脑海马体[1]细胞有明显的增殖作用并且能够增强细胞的存活时间，从而改善神经系统的性能和记忆能力。人参还可以改善甲状腺功能减退带来的心血管方面问题，对心脏具有小剂量兴奋、大剂量抑制的作用。

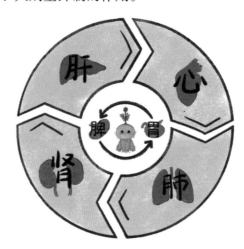

1.古方今用

二草人参汤

组成　人参8克，甘草、金钱草各30克。

做法　上述药味同置砂锅中，加水适量浸半小时，武火煮开后，文火煎煮半小时，连煎2次，最终取2次煎汁混合去渣取汁即可。

用法　每日1剂，分2次于空腹时温服。

功效　温肾助阳，健脾益气。

---

[1]　海马体：位于大脑丘脑和内侧颞叶之间，具有短时记忆的存储转换和定向等功能。

适宜人群 本方出自《中西医结合治疗难治内分泌免疫性疾病的良方妙法》。适用于甲状腺功能减退表现为神疲乏力、反应迟钝、畏寒肢冷、腰膝酸痛、纳呆、腹胀、便溏、表情淡漠呆板、性欲减退者服用。

2.国医大师验方

柴胡龙骨牡蛎汤加味 [1]

组成 柴胡15克，酸枣仁15克，人参15克，石菖蒲15克，地黄15克，麦冬15克，黄芩15克，桂枝15克，五味子15克，茯神15克，远志15克，甘草15克，生龙骨20克，生牡蛎20克，大黄7.5克，珍珠母30克。

做法 上述药味同置砂锅中，加水1500毫升浸半小时，武火煮沸后，文火煎煮1小时，连煎2次，最终取2次煎汁混合400毫升即可。

用法 每日1剂，分2次早、晚服。

功效 益气养心，疏肝柔肝。

适宜人群 适用于甲状腺功能减退表现为抑郁、表情冷漠、入睡困难、心悸健忘、神疲食少者服用。

3.家庭保健

鹿茸膏

组成 鹿茸125克，鹿角胶75克，人参300克，炒白术300克，茯苓300克，甘草150克，当归600克，熟地黄600克，川芎300克，白

---

[1] 葛红颖，耿炎. 张琪教授治疗神志病经验[J]. 陕西中医 2007，28(8)：1056.

芍200克，鲜益母草1000克，香附300克，红糖500克，栀子300克。

做法 将鹿茸和人参粉碎成末，其余药物加水煎熬3次，合并药汁，再将人参和鹿茸药末及鹿角胶兑入，文火熬至浓缩，最后加入红糖熬制，滴水成珠即成。

用法 每日服2次，每次服5克，于早、晚饭后用温开水化服。

功效 补肾益精，益气养血。

适宜人群 本方以八珍汤为方底，由四君子汤和四物汤组合而成。适用于甲状腺功能减退表现为心悸失眠、食少纳呆、少气懒言、面色无华、头昏眼花者服用。

七、血液肿瘤系统疾病

（一）人参治疗贫血

贫血是指人体外周血中红细胞减少，低于正常值。当红细胞低于正常范围的下限时则不能对组织器官充分供氧，表现为皮肤黏膜苍白、头晕、头痛、倦怠、注意力不集中、记忆力减退等症状。主要病因是各种原因引起的红细胞生成减少或不足、红细胞破坏过多、失血。

贫血属于中医学中"虚劳"的范畴。人参具有补中缓中，补益脾气的作用，常用于治疗气血不足诸症。人参对多种原因引起的造血功能障碍有很好的治疗效果，能促进红系、髓系和巨核系祖细胞增殖和分化，调节贫血患者机体免疫功能，进一步延缓造血微环境老化，促进骨内膜细胞、血管细胞、血管周围细胞增殖分化，提高骨髓的造血功能。

1.古方今用

补天大造丸

组成　生晒参、酒当归、炒枣仁、远志、白芍、白茯苓各45克，黄芪、白术各90克，枸杞子、熟地黄、鹿角胶各120克，龟板胶60克，紫河车1具。

做法　将紫河车焙干，加工成粉末；鹿角胶、龟板胶另烊备用；余药同置砂锅内，加水煎取汁，连煎2次，将2次煎汁混合，用文火浓缩，加入烊化的鹿角胶、龟板胶和紫河车粉，待至膏成，晾凉后盛出备用。

用法　每日服2次，每次取1匙，用沸水化开服用。

功效　补阴阳气血。

适宜人群　本方出自《医学心悟》。适用于贫血表现为形体羸瘦、神疲乏力、午后潮热、夜间盗汗、咳逆短气者服用。

2.国医大师验方

气血双补方[1]

组成　人参、熟地黄、枸杞、炒当归身、炒白术、白芍、制黄精各9克，炒桑枝、炒川续断、墨旱莲各15克。

做法　上述药味同置砂锅中，加水1000毫升浸1小时，武火煮沸后，文火煎煮1小时，连煎2次，最终取2次煎汁混合300毫升即可。

用法　每日1剂，分2次早、晚饭后口服。

功效　益气养血，补肾充髓。

---

[1]　张镜人.中华名中医治病囊秘·张镜人卷[M].上海：文汇出版社，1998：240-241.

适宜人群 适用于贫血表现为面色少华、头晕头痛、神疲乏力、自汗、舌淡、脉虚数者服用。

3.家庭保健

人参固本丸

组成 红参50克，生地黄、熟地黄、天冬、麦冬各100克。

做法 上述药味分别加工成粉末，合后过筛，以蜜和为丸，阴干，装瓶备用。

用法 每日2次，每次6克，于空腹时用温开水送下。

功效 益气补虚，滋阴养血。

适宜人群 本方出自《叶氏录验方》一书。适用于贫血表现为午后潮热、心中烦热、头晕目眩、神疲乏力、夜眠不实者服用。

（二）人参治疗恶性肿瘤

恶性肿瘤是严重危害人类健康的重大疾病之一。中医药治疗作为中国传统特色疗法，在恶性肿瘤的综合治疗中发挥着巨大的作用。在我国历代文献里，有很多关于肿瘤临床症状的形象描述，古代称之为"岩"，认为是体内"气血的留结"，或者是人体所产生的某些不正常物质的滞留。也就是现代的结节、息肉、增生等疾病。《诸病源候论》记载，"瘤者，皮肉中忽肿起，初梅李大，渐长大，不痛不痒……"，可见在当时就认识到肿瘤具有逐渐长大，没有痛痒的特点。阳化气，阴成形。人参大补元气，入中焦，中焦为气血生化之源，气血充足则百病不生。

人参皂苷和人参多糖在癌症的预防和治疗方面具有较强的活性。人参抗肿瘤作用及机制较为广泛，可影响和调节免疫功能，增强机体对疾病的抵抗能力，从而抑制肿瘤的生长；可诱导癌细胞凋亡，抑制肿瘤的生长或诱导癌细胞分化使其逆转；还可逆转肿瘤细胞的耐药性、增强抗癌药的药效。人参多糖及人参皂苷均能增加淋巴细胞转化率，对机体特异性细胞免疫具有调节作用，还可抑制肿瘤的浸润和转移及肿瘤细胞新生血管的形成。

1.古方今用

人参养荣汤

组成 人参10克，黄芪15克，当归15克，肉桂心10克，炙甘草10克，陈皮10克，白术10克，白芍15克，熟地黄10克，五味子10克，茯苓10克，远志10克，生姜2片，大枣3枚。

做法 上述药味同置砂锅中，加水1000毫升浸半小时，武火煮沸后，文火煎煮1小时，连煎2次，最终取2次煎汁混合400毫升即可。

用法 每日1剂，分2次于空腹时温服。

功效 益气养血。

适宜人群 本方出自《三因极一病证方论》。适用于恶性肿瘤后期，或放化疗后气血不足之证，表现为惊悸健忘、自汗发热、食少无味、身倦肌瘦、色枯气短、毛发脱落者服用。

2.国医大师验方

六君子汤合芎归汤 [1]

组成 人参15克，炒白术15克，茯苓20克，陈皮15克，半夏15克，当归15克，川芎15克，黄芪30克，砂仁15克，枳壳15克，炙甘草15克。

---

[1] 王荣，杨建宏，柳成刚，等．段富津治疗癌症术后及放化疗诸证的经验［J］．辽宁中医杂志，2009，36(11)：1853-1854.

做法　上述药味同置砂锅中，加水1000毫升浸半小时，武火煮沸后，文火煎煮1小时，连煎2次，最终取2次煎汁混合400毫升即可。

用法　每日1剂，分2次于早、晚饭后温服。

功效　益气健脾。

适宜人群　适用于癌症术后及放化疗并发症，表现为面色萎白、气短、语声低微、四肢无力、食少者服用。

3.家庭保健

神仙鸭

组成　人参3克，乌嘴白鸭1只，黑枣49枚，白果49个，莲子49粒。

做法　鸭子去毛、肠杂，鸭腹内不可见水；黑枣去核，白果去壳，莲子去心。将各料放鸭子腹内，装入瓦钵（不用放水），封紧，蒸烂即可。

用法　不拘时服用。

功效　补益脾气，滋养阴血。

适宜人群　适用于肿瘤患者平时服用，以增强免疫力。

注意：古人认为白鸭补虚，黑鸭性偏寒，故不宜用。服用期间，忌食木耳、胡桃、豆豉、鳖肉等。

（任吉祥　张文风　姜立娟　宫继辉　安良）

第三章
掌握方法 科学用参

归纳和总结水煎、研粉、噙化、冲泡、泡酒、蜜制、炖服、煲粥、制膏等人参的使用方法，阐明人参配伍禁忌，使人们在生活中能够科学使用人参。

一、常见的人参使用方法

（一）水煎

水煎，即通过加热的方法使药物中复杂成分高效溶解于水中，适用于各种治疗和补养的用途。

方法：水煎内服煮制 10～30 分钟即可，煮人参的用水量要根据用途来决定，若是作为强身益智的补品来用，应以服用者能一次饮完为度；若是饮水量较多的人，可以稍多放一些水，使有效成分能溶解得较彻底。

用法：每次 3～9 克，可以反复多次煮水，煮到人参没有味道再把人参嚼食。

功效：人参的皂苷类和多糖类成分具有较好的水溶性，通过煎煮能够使有效成分快速溶出，发挥作用。除单独使用外，亦可与其他中药同服，即先用文火单煎，再取汁兑入汤剂服用。人参常配伍甘草、升麻、黄芪等发挥其补中益气功效；配伍当归、芍药等发挥补气生血功效；配伍杜仲、鹿茸等发挥补益肾阳功效；配伍麦冬、石斛、玉竹等发挥养阴生津功效。

（二）研粉

研粉，即将人参研作细粉备用，按需服食。

方法：本法主要是把整支人参切片研成粉末。可先将人参隔水炖软后切作薄片，烘干，加工成粉末。若有其他药物，则另研作粉，然后将所有粉末拌和，过筛取粉，粗末再研再筛，最后装瓶备用。

用法：人参粉大多配合其他药物使用，亦可搭配蜂蜜后调入温热水中直接服用，通常每天用量不超过 3 克。调和人参粉或送服人参粉，也可以考虑用白开水、米汤、生姜大枣汤、木瓜汤等。米汤有扶助胃气的作用。生姜大枣汤能理气和中，胃部不适者可使用，一般取生姜切薄片 5 片，大枣 5 枚掰开去核，加水煎煮取汁，送服人参。木瓜汤可和中祛湿，配合人参治疗呕吐腹泻病，一般取木瓜10 克，加水煎取汁送服参粉。

功效：制成粉末后，人参中较多的热敏性、易溶解、易挥发和易酶解的有效成分能够保存下来。活性人参粉的药用疗效，较普通人参有很大提高，经临床验证，对久病体弱、神经衰弱、头昏健忘、食欲缺乏、更年期综合征和功能性衰退等均有独特功效。作为复方中的成分之一，其功效及用法用量均应以整个处方为依据。如《景岳全书》中治疗睡中汗出的参苓散，即由人参与酸枣仁、白茯苓各等份同用。《奇效良方》中治疗吐泻病症的调中散，用人参 6 克、白茯苓 6 克、丁香 20 个、炙甘草 15 克、炒白术 7.5 克、紫苏 7.5克配伍服用。《圣济总录》中治中暑烦躁、多困乏力的消暑散，用人参粉末、白面各等份，每次取 6 克，用开水调和服下。

（三）噙化

噙化又称含化、含服，指的是将人参的不同部位切分成薄片或细节，放入舌下使其软化后再咀嚼服用。人参这种吃法不但在民间沿袭，在古代宫廷也极为推崇。清宫《人参底薄》记载，慈禧太后采用含化的方法服用人参。适合噙化的人参及其制品有人参切片或人参糖等。

1. 人参切片

鲜参或干参切片含化是最常用的服用人参方法之一。

方法：人参往往是整支干燥的，难以切断，可先放碗或盆内，隔水炖软再切成片含服；鲜参则直接切片含服即可。

用法：取人参片放口中，等完全软化后再嚼烂咽服。每日含化量以 3 ~ 5 片为宜，含化人参的最佳时间为晨起空腹。此时服用，有利于机体的吸收，使补益效用得到发挥。咽下人参渣后，可喝一大口开水，鼓漱数次后咽下，以清洁牙齿。

功效：含化少量参片能够使人参特殊成分从舌下络脉直接吸收入人体，避免"首过效应[1]"，达到提神醒脑、预防疾病作用，对于疲劳或睡眠障碍亦有良效。

注意事项：人参未软化时不宜服用，主要是由于人参片较硬且不易嚼烂，会损伤牙龈及口腔，并且人参粗粒会损伤食管，在胃肠道也不利于消化吸收。

2. 人参糖

人参糖是以人参、白糖为主料制作的糖块儿。

方法：将生晒参切片，煎成浓汁。白砂糖放入锅内，加少许水，用文火煎熬至稠厚时，倒入人参汁，拌匀，再稍煎熬至成丝状不黏手时，停止煎熬。把糖倒入涂过油的盘中，切小块即成。

---

[1]　首过效应：指某些药物口服后，在尚未吸收进入血循环之前，于肠黏膜和肝脏被灭活代谢，而使进入血循环的药量减少、药效降低效应的现象。

用法：此种制品口感好，有参香味，适合妇女儿童。此种成品较多，可按说明书服用，一般情况下每次服一块，吃时放在嘴里含化即可，每日不超过两次。

功效：起到益气补血的作用，尤其是对平时劳累引起的容易犯困，身体乏力等症状有一定的帮助。

注意事项：要注意用量，不可多吃。

（四）冲泡

人参泡茶是一种方便简洁的方式，对于喜欢饮茶者来说，此法工序简明，容易操作，不失为既便利又实在的吃参方法。

方法：首先需要用干净的湿纱布或者棉布将人参包裹住进行浸润，这样比较容易切开。随后把人参切成薄片，清洗干净，去除杂质。最后将人参切片放入杯中，倒入热水后，再闷5分钟左右，能让药效充分发挥出来。

用法：待水变温后即可服用，人参可以反复冲泡，等人参中丰富的营养物质被溶出后，可以将其捞出咀嚼服用，吸收其剩余的营养物质。

功效：人参具有补气、健脾、养胃、润肺以及宁心养血等作用，能够很好地补足身体所亏损的元气以及精神，促进身体恢复健康。每个人的体质都不相同，对药物的吸收程度也会有所不同，体虚的人大量使用人参反而会出现不适，用人参泡水冲茶，可使药力缓缓进入体内，避免虚不受补。

大多数人的体质适合冲泡法服食人参，如脾气不足所引起的食量减少、精神倦怠、呕吐；肺气亏损所引起的气喘吁吁、咳嗽无力；心气虚损所引起的失眠多梦、健忘、心神不宁以及体虚多汗；肾气亏损所引起的尿频、阳痿；血虚所引起的肌肤发黄、晕眩等问题。

（五）泡酒

泡酒是百姓对人参类干品最佳服用方法之一，人参皂苷在低浓度乙醇溶液中的溶解度 [1] 与水相同，有效成分可以保持原有结构与性质。

方法：最简单的泡酒法就是将 10 ～ 15 克人参切片浸在 500 毫升白酒内，白酒选择 50 度，密封，每日摇荡一次，两周后即可饮服，每日服用 30 毫升。若配合其他药材更可以丰富功效。如生晒参片适量，加入大枣、桂圆、枸杞、黄精，置于纯粮酿造白酒中，密封于阴凉通风处 4 周。

用法：人参酒一般建议边泡边喝，泡制后三个月左右尽量食用完。饮用人参酒需要根据个人体质来衡量，不宜过量，否则适得其反。每次不宜多饮，一般 10 ～ 50 毫升，不应超过 50 毫升，每日以 2 次为宜，不应超过 100 毫升。如出现口干口苦、大便秘结时需要暂停使用。

功效：人参酒擅长助阳补气、祛风通经活络、祛寒、治劳伤等，有着诸多功效。

注意事项：第一，浸酒的人参宜晾干，酒宜取上好白酒，否则易变质。第二，很多人认为白酒的度数越高越好，这种想法是错误的。人参中所含有的有效物质溶解性并不完全一样，如果酒精度数太高，虽然能让适合在酒精中溶解的物质快速溶解，但是却不利于水溶性物质的析出，使药酒的药性降低。第三，人参泡的时间不宜过长，有的人认为泡的时间越久，效果越好，事实却并非如此，人参在湿润的环境中容易变质，比如霉变、生虫等，这不仅导致整个人参酒的浪费，而且人们再食用这变质的酒，会引起身体的不适，不利于机体健康，例如肠道反应等。

---

[1] 溶解度：在一定温度下，某固态物质在 100 克溶剂中达到饱和状态时所溶解的质量，称为这种物质的溶解度。

（六）蜜制

人参蜜片，是指人参经过切片蜜制后的制品。

方法：准备一棵新鲜人参，适量蜂蜜以及干净玻璃罐。先将新鲜人参冲洗，并将泥土刷洗干净。然后用锅加水烧开，将人参蒸三分钟。待蒸好后取出，将表面干爽的人参主体部分切片，须切成段。最后将切好的薄片和须段，放入干净玻璃罐，加入蜂蜜，以盖过参为宜，放置三天后可食用。

用法：每天早上可以取一片参和一勺蜜，空腹吃下。

功效：相对于直接食用鲜人参，蜂蜜的香甜可以中和鲜参的少许苦味，发挥中药相辅相成的功能，起到润肺祛痰、补脾益肺、生津安神和滋养肌肤的作用。该法既保持了鲜人参的天然活性，又控制了人参成分的挥发，非常适合干燥的秋冬季食用。

（七）炖服

炖服，是家庭常用人参的方法之一。炖服极大程度上保留了人参的原汁原味，且不易流失营养成分。

1. 隔水炖

将人参放在炖盅或适当容器中，放一点水，然后将其放在砂锅内，砂锅里需要放水，注意水不宜过多，水位线到容器的四分之三即可，以免在加热过程中沸水溢入容器内。

人参的有效成分皂苷，震动后会产生许多泡沫，水烧开沸腾后在高温条件下，人参可挥发成分就会随泡沫溢出容器而损失。所以大火烧开后马上把火关小，再炖半小时到一小时就可以了，最大限度地保存人参的有效成分。

2. 炖汤

人参炖汤有很多种方法，包括北方的人参老母鸡炖汤，或是广东粤菜参鸡汤等，均是食料滋补佳品中具有代表性的传统料理。

北方的人参炖母鸡的主要方法是在母鸡肚子里，置入一两鲜参或是干参，只加清水炖，一直炖到鸡肉软烂为止。因此汤不加调料，虽保持了原汁原味，却药味较重。有很多参鸡汤的不同做法使得味道更为美味，如：将童子鸡洗净，去鸡脚和鸡头，把肚子掏空，将糯米、大枣、板栗、人参和蒜瓣一层层码入鸡腹后冷水下锅，放入姜片盖上盖子，大火炖开，小火再慢炖40分钟，最后放入盐和胡椒粉调味。

注意事项：宜用陶罐、砂锅或不锈钢容器，切忌铁、铝等易腐蚀器皿。在煎煮前，先用清水将中药浸泡20～30分钟，浸泡水量要没过人参等中药表面3厘米。

（八）煲粥

药粥主要是根据药食同源发展而来，具有取药容易、煮制方便、安全有效的特点，是我国传统的食物疗法和药物疗法的有机结合。人参属名贵补品，在粥中加入几片人参，属于食疗的方法，更有助于吸收。

方法：人参做粥，最简单的就是人参粥，选用人参粉3克，粳米100克和适量的冰糖。粳米提前浸泡两个小时之后，将其淘洗干净，然后和人参粉一同放入砂锅中，随后加水适量，用大火烧开后调成小火慢慢熬煮，粳米软烂、米汤成黏糊状至粥成，加入冰糖调味即可。

用法：秋冬季可当早餐食用。可用于元气不足引起的老年体弱、五脏虚衰、久病羸瘦、劳伤亏损、食欲缺乏、慢性腹泻、心慌气短、失眠健忘、性功能减退等症的辅助食疗。

功效：益元气，补五脏，抗衰老。

注意事项：在此期间米汤煮沸后，水易溢出，需要注意用火安全和避免烫伤。

（九）制膏

人参膏是人参的精华，膏方不同于药物，有着"治未病"的理念。膏方主要以滋养为主，补益与治病并用。古代医家对人参膏的制作尤为讲究，从唐代孙思邈开始，对人参膏开展研究。膏方具有健康滋补，防治未病的特点，受到大众的喜爱，逐渐成为中医药补的特色剂型。

方法：首先将人参切片放入砂锅内，加水用文火熬干一半，将水倒入容器内。然后往锅中加水再煎人参片，待熬好将汁水倒入容器内，先后共熬三次。这时参片若无味，则不必再熬。将三次所熬之汁水兑到一起，滤去渣滓，再入砂锅内慢慢熬成膏。将熬好的人参膏放入碗内，第二天会有清水浮在参膏之上，可将水倒掉，只留稠膏。

用法：将人参膏溶入温开水中搅拌后喝下。成人每日用量不要超过 0.5 克，少年儿童每日量 0.1 克。

功效：人参膏适用人群范围较广，有恢复体力、对抗疲劳的作用，可以提高身体的抗压能力，缓解疲劳。主要针对体力差，工作效率低，经常加班熬夜，工作量大，易疲劳，经常乏力，学习负担重等人群。

（十）人参提取物

人参提取物是从人参的根、茎、叶中提取的成分，如人参皂苷、多糖、蛋白、肽类、氨基酸等，可经过现代工艺加工制成各种人参产品，常用于食品、特医食品、保健类产品或化妆品原料。

1.人参皂苷

人参皂苷是人参的主要活性成分，也是迄今为止研究最多的人参活性物质。现代研究证明，人参皂苷具有调节中枢神经系统和心血管系统、增强免疫力、抗肿瘤、抗疲劳、抗衰老、抗病毒、抗氧化、抗肝损伤、降血糖、增强机体适应性、提高性功能、保护骨骼和美容等多种功效，在药品、食品、保健品、化妆品等领域具有极大的应用价值。

2. 人参多糖

人参多糖是从人参的根、茎、叶或果实中提取得到的多糖组分。人参多糖具有抗肿瘤、免疫调节、降血糖、调控造血、抗辐射、抗氧化和抗疲劳等功能。人参多糖制成注射液可用于减轻肿瘤放、化疗引起的副作用，亦可作为肿瘤治疗的辅助用药。还可作为免疫调节剂，提高机体免疫功能，用于急慢性肝炎及各种肝损伤、各种慢性感染、糖尿病及各种免疫性疾病。

3. 人参肽

人参肽是从人参中提取的氨基酸聚合物，分子结构介于氨基酸和蛋白质之间一类化合物。人参肽作为生物活性肽的典型代表，具有调节免疫力、抗辐射、抗氧化、辅助降血糖、清咽、抗疲劳、耐缺氧、预防急性酒精中毒、改善酒精性肝损伤等作用，其研发正逐步拓展到医用食品、临床营养等多个领域。

二、人参服用的禁忌

人参可谓是家喻户晓的大补品，然而许多人并不知道，人参虽补，但服用时也有禁忌，要做到正确服用，以免降低药效和产生不良反应。

（一）人参与莱菔子

莱菔子是萝卜的种子，民间称为"小人参"，常言道，"十月萝卜赛人参"，这"小人参"却常被百姓忌讳与人参同用。人们常认为莱菔子能削弱人参的补气作用，两者不能同时服用。

人参皂苷是人参的主要药用成分。通过研究人参和莱菔子配伍后人参皂苷的煎出量变化，可以判定二者是否会相互抵消功效。有学者对人参与莱菔子配伍后人参皂苷 Rg1 的含量进行测定实验，结果显示，与人参单煎组比较，不同比例人参与莱菔子配伍组的人参皂苷 Rg1 煎出量均有所减少，其中人参与莱菔子 1：1 共煎配伍组的煎出量仅为人参单煎时的 30.6%，说明莱菔子确能削弱人参补虚作用。此外，对人参、莱菔子不同比例的水煎液、沉淀和药渣进行研究，结果显示：在共煎液中大多数皂苷的含量都有所下降，可见，莱菔子影响了人参皂苷的溶出。

其实，在临床实践中，也不乏人参与莱菔子共用来治疗疾病的案例。清朝陈士铎在《辨证录》中就记载许多人参与莱菔子配伍之方，如加味四君子汤、温土汤、瓜蒂散、快膈汤等，用于治疗虚实夹杂之证，认为莱菔子专解人参对机体的壅气，而不解人参的补气作用。

（二）人参与藜芦

陶弘景在《本草经集注》中记载人参与藜芦的"相反"关系，即在使用时会增加毒副作用，"人参，茯苓为之使，恶溲疏，反藜芦"。张从正在《儒门事亲》中将人参与藜芦配伍归纳为"十八反"，并广为流传。不难看出，古代医家多反对人参与藜芦同用，原因多考虑两药药性与功效相互冲突。

《中国药典》（2020 版）建议人参不宜与藜芦同用，现代实验研究也证实，两者同用后对人体可能产生负面影响。在共同煎煮过程中，人参皂苷类成分会明显下降，影响人参原本功用；藜芦会分解更多生物碱类成分，而生物碱类也是藜芦毒性的主要来源。合煎剂在一定程度上会促进肠道对有毒生物碱类的吸收与利用，又同时抑制肝脏内 P450 酶活性，从而影响正常药物代谢过程。

目前来看，人参与藜芦配伍禁忌具有科学依据，一般情况下不宜同时使用。但《本草备要》《千金要方》和《千金翼方》中记载两药合用可治疗痰饮或癥瘕积聚。人参与藜芦同用是否具有加强"涤痰逐瘀"作用，相关机制仍有待验证。

（三）人参与五灵脂

"十九畏"中明确记载人参与五灵脂的"相畏"配伍，同用将削弱人参补气的作用。《本草纲目》载有五灵脂"恶人参，损人"。《中国药典》（2020 版）建议人参不宜与五灵脂同用。

但也有学者认为两者间配伍相得益彰。人参与五灵脂药对，在《温病条辨》《医宗必读》《张氏医通》中均有出现，可与当归、黄芪、丹参、桃仁或茯苓等搭配，治疗气虚血瘀导致的诸多疾病。国医大师朱良春治疗脾胃病虚实夹杂证，将人参与五灵脂同用，以达到益气化瘀的目的。同时，基于现代临床研究，人参与五灵脂药对在消化系统、心血管系统或肿瘤疾病治疗方面，两药配伍疗效显著。实验研究表明，人参与五灵脂按一定比例使用，能够提升白细胞数量，并没有因合煎而减弱功效；口服合煎液也不具有毒性，未对肝肾功能产生影响。

总的来看，人参与五灵脂合用具有争议，主要集中于剂量对活性成分的影响。有研究证实，人参用量为五灵脂 2 倍时可增强补气作用，在 1∶4 时人参主要成分含量明显下降。在日常生活中，同时食用两药的机会不多，通常在诊疗过程中使用。总而言之，建议服用人参同时仍应尽量避免同服五灵脂。

三、人参"上火"的解读

一直以来，人们对吃人参上火有很深的误解。中医讲，上火，其实是外寒内火，火不发散的结果。而人参药用具有甘温发散的功效，反而有助于去火。其实，关于吃人参上火历代医家均有反驳，明代李时珍在《本草纲目》中把那些说人参上火的医生称为"庸医"。他说"谓人参补火，谬哉。夫火与火气不两产，元气胜则邪火退。"这句话的意思很好理解，所谓人参上火是谬论，是错误的，人参是补元气的，元气足了火气自然会消下去。清代医学家张璐在《本草逢原》一书中记载，"市井愚夫，乃交口劝病人不宜服参，医者又避嫌远谤，一切可生之机，悉置之不理。"他把到处宣扬人参上火的人叫做市井愚夫，愚蠢小人。金代易水学派创始人张元素评价人参："补中缓中，泻心肺脾胃中火邪，止渴生津液"。台湾学者张志纯先生在《人参的科学研究》一书中提出："人参有强身退火作用"。现代中医药专家、学者也明确指出，正确使用人参完全可以达到抗疲劳、不上火的作用。

（一）什么是"上火"

"上火"是一种民间俗语，在中医理论中"上火"是人体阴阳失衡、火热旺盛而致的一系列症状，通常包括眼干眼涩、牙龈肿痛、口舌生疮、咽干口燥、咽喉肿痛、心烦不寐、大便干、小便黄等。而西医来看，上火是一种局部或全身性的炎症反应，主要表现为炎症指标上升。现代研究表明，服用人参后，炎症指标并不上升，反而下降，说明人参是不上火的。即便是阴虚火旺的人群服用大量人参之后可能出现口干舌燥甚至流鼻血的现象，其体内炎症指标也不会上升。在中医临床上，通过科学的配伍即可解决服用人参之后出现干和燥的表象。

此外，最新研究发现，服用人参后出现"上火"表象的物质主要集中在最外一层的亮皮上，日常生活中可以去掉亮皮之后再食用。

（二）人参被误解"上火"的原因

1. 使用方法不当或过量

我国规定，5年及5年以下人工种植的人参可以作为新资源食品食用，每日食用量不大于3克。

一般来说，人参作为大补元气之品，气虚者服用最佳。中医理论认为"生气速于血"、"气有余便是火"，若气盛火旺之人过量服食人参，则极易气郁化火。现代研究表明，过量服用人参，会迅速升高人参皂苷等有效成分在体内的含量，刺激细胞分泌白介素、多巴胺及肾上腺皮质激素等物质，引起烦躁失眠、口舌生疮、流鼻血等类似"上火"症状。所以，在日常生活中服用人参，要根据个人体质情况来把握用法用量。使用人参进补要领是先从小剂量开始，可粉剂吞服0.1克或药材1克煎煮汤剂，服后如果没有感觉不适，再逐渐增加剂量。

2. "参"不对症

市场上人参制品多样，虽然都有补气之功，但性味归经、功能主治又各有不同，如若混为一谈随意使用则会出现"上火"表现。主要有鲜参、生晒参，林下山参及红参等。鲜参是指每年8月前后采挖出土的新鲜人参，保留了较多的活性成分，其人参皂甙、氨基酸以及无机元素的含量都较高，适量食用不会引起上火，并且可以促进体内酶系的再生，提高抵抗力。生晒参是将鲜参经过简单的洗晒工艺制成。与鲜参相比，生晒参的活性成分有所下降，但仍然保留了相当的营养价值。生晒参的性质相对平和，适合易上火的人群适量使用。林下山参是指在自然密林环境下生长的人参。相比于园参，林下山参的生长环境更接近野生状态，其营养成分和药效成分通常较为丰富，性质一般较为温和，不容易引起上火。红参是鲜参经过洗、蒸、晒等工艺加工而成。在加工过程中，红参的一些活性成分会发生改变，生成新的皂甙，这些是鲜参所没有的。红参的性质较为温热，适合气虚偏寒性体质的人使用，温补作用较强。因此针对不同体质、不同病证应选用不同的人参制品，才能真正发挥人参效用而不出现"上火"表现。

3. 配伍不合理

在配伍过程中人参会发生有效成分的变化，中药配伍的有效成分不是各种单味中药有效成分的简单相加，其疗效也不是各味中药功效的简单叠加，如果不加注意可能因滋补太过而出现"上火"表现。因此，使用人参需要应用中医理论指导，根据各中药的成分，对患者具体症状进行配伍，比如若患者脾胃有伏火，出现牙龈出血、口臭等症状时，可用人参配伍蜂蜜，滋阴降火、养胃；若患者出现干咳，气喘等症状时，可用人参合麦冬，益气养阴；若患者燥咳无痰时，可用人参配玉竹，滋阴生津。

4. 服药不择时

服用人参还有时间上的讲究。"择时服药"是历代医家实践总结的宝贵经验。在一日之间，人参作为补气药，最好在午前服用，此时能够协助人体阳气不断升发，可增强人参使用的效果；若是在午后或者夜晚服用，效果相对会弱一点。故对于体质虚弱、需要进补之人可选择午前；对于体质较强、有着火热之证的人，可以选择午后或者夜晚服用，会减少"上火"的情形。在一年之间，夏季气候炎热，人体阳气较旺，而人参属温性药，亦可助阳气，使之旺盛。对于那些无病体虚、年龄较大的人服用，可防病强身，安度炎夏酷暑。相反，对于有着火热之证的人，则易"上火"，故夏季此类人可减少服用人参。

人参本身不"上火"，但需正确使用，方可发挥最佳效用。

四、人参的贮藏方法

在古代，人们为了使人参不被虫蛀以及霉变，发明了各种贮藏方法，包括人参与细辛密封罐中、人参与炒米纳入瓷器、人参包贮茶叶之中等。如《四声本草》中记载："唯用盛过麻油瓦罐，泡净焙干，入华阴细辛与参相间，收之密封。"《人参考》中记载："今苏州店家光熟参皆包贮茶叶之中，此法最便。"

人参含有多种皂苷、糖类和挥发油等成分，且含有一定的水分，在贮藏时容易出现受潮、泛油、发霉、变色、虫蛀等变质现象。所以，人参最好在阴凉、干燥、密封的环境下贮藏，以防霉、防虫蛀、防变质。传统人参保存方法有晾晒、冷藏、沙藏、塑料薄膜保鲜法等，随着科学技术的提高，目前还可用气调贮藏、辐照贮藏、冷冻干燥、真空包装和超高压灭菌技术、生物保鲜剂保鲜等多种现代科技方法来保存人参。下面介绍几种日常家庭用人参保鲜与贮藏方法。

（一）新鲜人参如何保存

1. 苔藓保存

将鲜人参与苔藓层层间隔包好，放至阴凉处，常温下可以保存8～10天。或放入冰箱、菜窖冷藏。贮藏在0～4℃环境内可保存半年左右，这期间如果苔藓干了，可以喷洒适量清水，保持苔藓湿润。此方法能长时间保持鲜人参的营养和风味。保存前最好不要清洗，否则容易腐烂。

2. 冰箱冷藏

这是一般家庭广泛使用的方法。保存前可适当地洒一点水，然后用塑料袋包好，置于冰箱冷藏室，温度控制在0～4℃。一般可以保存1～2个月左右。

3. 沙内保存

将鲜人参一层层埋入干净的细沙中，适当喷水保持沙子湿润，温度10℃左右，可保存几个月，但不能长时间保存。

4. 晒干保存

将鲜人参刷洗干净放在阳光下晒制，最佳的晒制时间是上午9时到下午4时之间的晴好天气，期间需要翻动2～3次，注意通风。如果阳光强烈，则需要拿纱布盖住，以免造成水分流失过多。人参晒制时间不宜过长，脱水后，要放到干燥阴凉的环境中风干，存放的环境要注意防潮，可用塑料袋密封以隔绝空气，置阴凉处保存。

（二）干人参如何保存

1. 日常储存

已干透的人参，可用食品塑料袋密封，放置在阴凉、干燥处保存即可。或放入冰箱的冷藏室内保存，但长时间冷藏储存，其有效成分会挥发流失，所以建议尽早使用。人参不适合放在冰箱的冷冻层，因其具有较强的自我代谢能力，保存过程中部分营养成分损失，影响药效。

2. 花椒防虫法

将晒干的人参用纸包裹好，放入干燥洁净的容器中，再放入适量的花椒，密封后放在阴凉干燥之处，可以较长时间贮藏，人参不易生虫。

3. 干燥剂保存

选择透光性不高的密封容器，容器底部放入干燥剂，如木炭、石灰、麦麸或谷糠等，将晒干的人参用纸包好装入密封袋，再放入容器中，四周和顶部铺上干燥剂，再加盖密封，用这样的方式可以使人参保存较长时间而不霉变、生虫。

本书对人参这种宝贵而独特的自然资源进行了较系统的介绍，普及人参知识，传播中医药文化，服务群众健康需要，破解生活中对人参"不敢用、不会用、胡乱用"的使用误区，使人们看得懂、学得会、用得上，达到全面认识人参和科学使用人参的目的。

（任吉祥　白庆辉）

参考文献

[1] 孙文采，王嫣娟编著.中国人参文化[M].北京：新华出版社，2011.08.

[2] 陈治烈编著.人参的药用与食用[M].广州：广东科技出版社，1990.06.

[3] 吴嘉瑞，张冰，常章富，等.人参与莱菔子配伍后人参皂苷Rg1含量变化研究[J].中国中药杂志，2006（01）：79-80.

[4] 张旭，王丽娜，宋凤瑞，等.液质联用测定人参与五灵脂、莱菔子配伍的人参皂苷[J].分析化学，2007（04）：559-563.

[5] 杨亮，王宇光，梁乾德，等.藜芦与人参配比毒性与生物碱类成分变化的相关性研究[J].中草药，2012，43（08）：1574-1579.

[6] 王宇光，高月，柴彪新，等.人参、藜芦合用对大鼠肝P450酶活性及mRNA表达的调控作用[J].中国中药杂志，2004（04）：82-86.

[7] 梁爱玲，高铭坚，黎莲珺，等.人参、五灵脂配伍对人参补气作用影响的初步药效学研究[J].中华中医药学刊，2010，28（04）：729-731.

[8] 周黎琴，石苏英.人参与五灵脂配伍对人参皂苷含量的影响[J].中国现代应用药学，2020，37（12）：1474-1477.

[9] 苏鑫，孙大中.上火与应激反应相关性探析[J].中华中医药

杂志，2015，30（01）：32-34.

[10] 张树臣 . 中国人参 [M]. 上海：上海科技教育出版社，1992.

[11] 宋承吉 . 中国人参史 [M]. 辽宁：辽宁科学技术出版社，2019.

[12] 涂宏海 . 话人参：人参的合理应用 [M]. 西安：第四军医大学出版社， 2015.

[13] 王德富 . 人参怎么吃 [M]. 吉林：吉林音像出版社， 2007.